PTOTST 標準理学療法学・作業療法学・言語聴覚障害学 別巻

脳画像

執筆　前田眞治　国際医療福祉大学大学院リハビリテーション学分野・教授

医学書院

標準理学療法学・作業療法学・言語聴覚障害学 別巻
脳画像

発　行　2017年12月 1 日　第 1 版第 1 刷©
　　　　2024年 1 月15日　第 1 版第 7 刷
著　者　前田眞治
　　　　　まえだ　まさはる
発行者　株式会社　医学書院
　　　　代表取締役　金原　俊
　　　　〒113-8719　東京都文京区本郷 1-28-23
　　　　電話　03-3817-5600（社内案内）
印刷・製本　三美印刷

本書の複製権・翻訳権・上映権・譲渡権・貸与権・公衆送信権（送信可能化権を含む）は株式会社医学書院が保有します．

ISBN978-4-260-03250-6

本書を無断で複製する行為（複写，スキャン，デジタルデータ化など）は，「私的使用のための複製」など著作権法上の限られた例外を除き禁じられています．大学，病院，診療所，企業などにおいて，業務上使用する目的（診療，研究活動を含む）で上記の行為を行うことは，その使用範囲が内部的であっても，私的使用には該当せず，違法です．また私的使用に該当する場合であっても，代行業者等の第三者に依頼して上記の行為を行うことは違法となります．

JCOPY　〈出版者著作権管理機構　委託出版物〉
本書の無断複製は著作権法上での例外を除き禁じられています．複製される場合は，そのつど事前に，出版者著作権管理機構（電話 03-5244-5088，FAX 03-5244-5089，info@jcopy.or.jp）の許諾を得てください．

理学療法士・作業療法士・言語聴覚士（PT・OT・ST）などのリハビリテーションにかかわる医療職にとって，脳損傷者の画像所見を理解することは，病態の理解，予後予測，リハビリテーション計画の立案をする際に必要不可欠である．

　日常臨床で行われるケース会議やカンファレンスなどでは，1つのスライス面だけを提示して議論することが多い．また，脳画像から機能解剖を理解するには，脳を立体的にイメージする必要があり，提示された2次元のスライス画像から情報を読み取らなければならない．近年，コンピュータ画像で各スライス画面を連続で追跡したり，3次元画像で表示したりできるようになってはいる．しかし，基本的には2次元のスライス画像から病変部位を特定し，その機能障害を推測できなければ臨床には役立たない．

　脳画像から機能障害を読み取るときには，常に2つの側面から見る必要がある．それは症状の情報なしに脳画像から推測する読み方と，実際の症状から考えられる所見を探す読み方である．双方から見て，症状を示さない所見と症状に合致する所見を合わせて読み解く習慣をつけていくべきである．そのことによって，隠された症状や変化修飾された症状が理解できることも少なくない．脳は可塑性に富み，障害部位のみならず残存部位の把握によって，利用できる機能や，その機能の予後推測など，リハビリテーションに欠かすことのできない情報を得ることができる．脳画像を十分に理解することで，その可能性を引き出し，脳損傷者のよりよい未来に貢献できると思われる．

　本書は，脳画像がより身近に理解できるように，CT（X線CT）やMRIの原理から導入し，その画像がどのような構成で成り立っているのかを解説している．そのうえで各スライス面の目印となる特徴を提示して，1つのスライス面がどのような高さに位置するのかをわかりやすく記載している．それがわかればそのスライス面の脳機能が把握でき，臨床症状と対比が可能になるような構成としている．

　CT，MRIのT1強調画像，T2強調画像，FLAIR画像，拡散強調画像などの画像を各スライスで対比できるように配置したのも本書の特徴であり，その場で色合いの違いなどが明確にわかるようになっている．さらにブロードマンの脳地図などと対比することで，機能部位の把握を容易にしている．

　脳損傷で最も多い脳血管障害の損傷後の各時期の違いなどについても触れ，ほかに脳外傷，脳腫瘍，神経疾患などリハビリテーションにおいて必要

不可欠な疾患の画像も概説している．

　本書は長年，リハビリテーション科医の視点から脳画像の教育をしてきた筆者がまとめ上げたものである．「すぐに役立つ生きた教科書」として，脳損傷者の的確な理解とリハビリテーションを通じ，リハビリテーションを支える良質な人材の育成に貢献できることを願う次第である．

　2017年11月

前田眞治

目次

第1章 人間の脳の特徴

1 人間の脳の特徴 …… 2
❶ 脳の解剖学的名称
Topics
・人間の脳とチンパンジーやサルの脳 …… 2

第2章 脳画像の基本

1 CT …… 8
❶ CTの原理
❷ ヘリカルCT
❸ 頭部CTの位置決めと撮像断面

2 MRI …… 13
❶ MRIの原理
❷ T1強調画像
❸ T2強調画像
❹ FLAIR画像
❺ 拡散強調画像
❻ 各画像の特徴と見分け方
❼ T2*強調画像
❽ MRA
❾ MRIの禁忌

3 脳機能画像 …… 19
❶ fMRI
❷ SPECT
❸ MEG
❹ tractography

第3章 脳の画像解剖

1 各スライスの見極め方 …… 24
❶ 延髄のレベル
❷ 小脳のレベル

- ❸ ペンタゴンのレベル
- ❹ ダビデの星のレベル
- ❺ 中脳のレベル
- ❻ 前交連のレベル
- ❼ モンロー孔のレベル
- ❽ 松果体のレベル
- ❾ 脳梁膨大のレベル
- ❿ 脳梁膨大と体部の中間（染色体のように見えるレベル）
- ⓫ 脳梁体部のレベル
- ⓬ ハの字のレベル
- ⓭ 高さ不明のレベル
- ⓮ 水平断の各レベルとブロードマン領野の対応
- ⓯ 各スライスの正常像
- ⓰ 冠状断の画像の見方
- ⓱ 矢状断の画像の見方

2 支配血管 ……………………………………………………… 50
- ❶ 水平断から見た血管支配
- ❷ 血管支配の詳細

3 運動野・感覚野の見極め方 ……………………………… 54
- ❶ 帯状溝辺縁枝を手がかりとする方法
- ❷ 運動野，感覚野を見極める補助的方法

4 言語野の見極め方 ………………………………………… 60
- ❶ ブローカ野の同定
- ❷ ウェルニッケ野の同定
- ❸ 頭頂間溝から同定する頭頂葉

第4章 脳の機能局在

1 前頭葉 ……………………………………………………… 66
- ❶ 運動野（4野）
- ❷ 運動前野（6野）
- ❸ 補足運動野（6〜8野にかけて）
- ❹ 前頭前野
- ❺ 中心前回下部皮質下と弁蓋部（44野），三角部（45野）

- ❻ 前帯状回（33野）
- ❼ 帯状回（24・32野）
- ❽ 膝下野（25野）

2 頭頂葉 ... 73
- ❶ 体性感覚野（3・1・2野）
- ❷ 味覚皮質（43野）
- ❸ 上頭頂小葉（5・7野）
- ❹ 下頭頂小葉：角回（39野），縁上回（40野）

3 後頭葉 ... 77
- ❶ 一次視覚野（17野）
- ❷ 視覚連合野（18・19野）

4 側頭葉 ... 81
- ❶ ヘシュル回（41・42野）
- ❷ 聴覚連合野（22・21野）
- ❸ 下側頭葉（20野）
- ❹ 嗅内野（28野）
- ❺ 嗅周野（35野）
- ❻ 海馬傍回（36野）
- ❼ 紡錘状回（37野：側頭葉後下部）
- ❽ 側頭葉極（38野）
- ❾ 扁桃体

5 その他 ... 84
- ❶ 島回
- ❷ 脳梁
- ❸ 尾状核
- ❹ 被殻
- ❺ 視床下部
- ❻ 視床

第5章 脳血管障害

1 脳内出血 ... 88
- ❶ CT
- ❷ MRI

❸ 種々の脳内出血の画像
2 脳梗塞 ... 96
❶ CT
❷ MRI
❸ 種々の脳梗塞の画像
3 くも膜下出血 ... 110
❶ 発症直後の画像
❷ 治療時の画像
❸ 血管攣縮
Advanced Study
・髄液の産生経路と水頭症 ... 114
4 脳動静脈奇形・もやもや病 ... 115
❶ 脳動静脈奇形
❷ もやもや病（ウィリス動脈輪閉塞症）
5 症状・症候からみた脳血管障害 ... 117
❶ 運動麻痺例
❷ 交代性片麻痺
❸ 高次脳機能障害

第6章 頭部外傷

1 頭部外傷 ... 126
❶ 急性硬膜外血腫
❷ 急性硬膜下血腫
❸ 慢性硬膜下血腫
❹ 外傷性くも膜下出血
❺ 脳挫傷
❻ びまん性軸索損傷

第7章 脳腫瘍

1 脳腫瘍 ... 132
❶ 悪性腫瘍
❷ 良性腫瘍

第8章　認知症

1　認知症 …… 140
- ❶ アルツハイマー型認知症
- ❷ レビー小体型認知症
- ❸ 前頭側頭型認知症
- ❹ 脳血管性認知症

第9章　神経難病

1　神経難病 …… 144
- ❶ 脊髄小脳変性症
- ❷ 多発性硬化症
- ❸ 筋萎縮性側索硬化症
- ❹ パーキンソン病
- ❺ 進行性核上性麻痺

第10章　その他の疾患

1　その他の疾患 …… 150
- ❶ 脳膿瘍
- ❷ 全身性エリテマトーデス
- ❸ 脳アミロイドアンギオパチー

Check Sheet …… 153

索引 …… 159

第1章

人間の脳の特徴

1 人間の脳の特徴

Essence
- 人間の脳は司令塔の役割を果たす．
- 脳には山になっている脳回と溝になっている脳溝がみられる．
- 大きな脳溝として外側溝と中心溝がある．
- 各脳回はブロードマンの脳地図で分類されている．

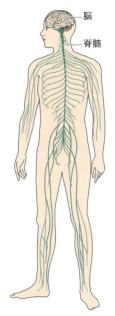

図1 人間の脳
脳は全身の司令塔であるとともに，考え行動し，情動をつかさどる人間の最高中枢である．

　人間の脳（図1）の役割は，手足を動かしたり，全身から感覚の情報を得たりするだけではない．視覚，聴覚，体性感覚などからの情報を統合し，操作し，思考し，行動を起こすための司令塔である．四肢体幹の動きをつかさどる運動野や全身の感覚情報が入力される感覚野，そしてその情報を統合する感覚連合野，言葉を操作する言語野や連合野，視覚情報を統合する視覚関連領域，さまざまな行動の計画，判断，推理，創造，想像などを行う部位，心をつかさどる部位といったように，ありとあらゆる人の行動を統合・制御する場所が脳である．このように脳は人間が人間であるために欠かすことができない場所である．

Topics　人間の脳とチンパンジーやサルの脳

人間の脳はサルやチンパンジーなどといった霊長類のなかでも，前頭葉や側頭葉がきわめて大きく発達した構造をもつ．

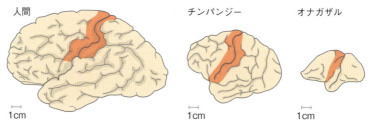

オレンジ色の部分は運動野と感覚野を示す．

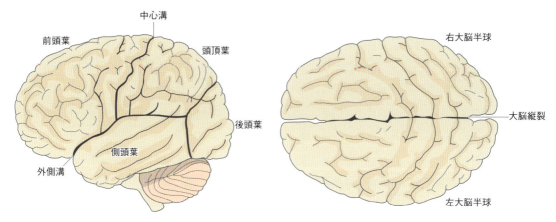

図2 脳の解剖
山の部分が脳回で溝が脳溝である．外側面の前下方からの溝が外側溝で2つの並列した脳回の間を通る溝が中心溝である．

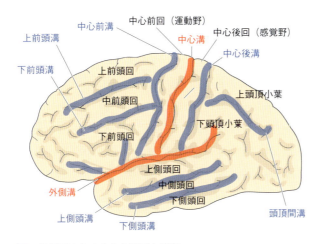

図3 外側面からみた主な脳回と脳溝

1 脳の解剖学的名称

　脳を外から見ると山になっている**脳回**と溝になっている**脳溝**が見てとれる（図2）．大脳の脳回は幅が広く，小脳は狭い．大きな脳溝として前下方から後上方に**外側溝**（シルビウス溝）があり，中ほど上方から2つの並行する脳回の間に**中心溝**（ローランド溝）がある．中心溝の前方の脳回が運動野であり，後方の脳回が感覚野である．

　また，上から見ると左右の大脳半球を分けるのが**大脳縦裂**であり，ここでは大脳鎌という髄膜が左右の脳を分けている．

1．外側面からみた脳回と脳溝

　大きな脳溝に外側溝と中心溝がある（図3）．中心溝の前にあるのが中心前回（運動野），後にあるのが中心後回（感覚野）で，運動野の前にある溝が中心前溝，感覚野の後が中心後溝である．中心前溝の前には上から上前頭溝，

▶脳回
gyrus
▶脳溝
sulcus
▶外側溝
lateral sulcus
▶シルビウス溝
Sylvius sulcus
▶中心溝
central sulcus
▶ローランド溝
Roland sulcus

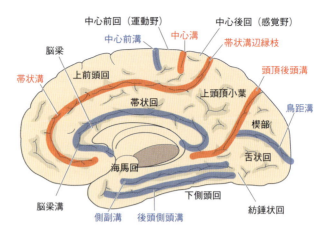

図4 内側面からみた主な脳回と脳溝

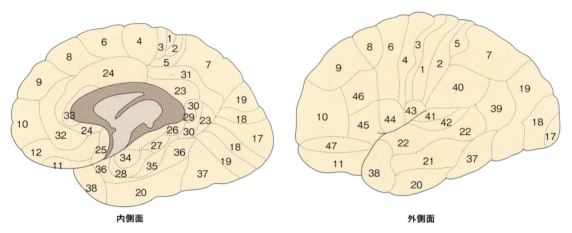

図5 ブロードマンの脳地図

下前頭溝が前方に伸びている．その脳溝を境に上から上前頭回，中前頭回，下前頭回と前頭葉の脳回が並んでいる．後方の中心後溝は頭頂間溝がつながり，その上が上頭頂小葉，下が下頭頂小葉である．側頭葉には上側頭溝と下側頭溝があり，その上に上側頭回，中側頭回がある．

2. 内側面からみた脳回と脳溝

内側面には，大きな脳溝として帯状溝があり，帯状回周囲を経て帯状溝辺縁枝が頭頂部に達している（図4）．後方の頭頂後頭溝は頭頂葉と後頭葉の境界にあり，後方には楔部がある．その下には第一次視覚野を周辺にもつ鳥距溝があり，下は舌状回に続く．側頭葉下面では下側頭回の内側に後頭側頭溝，紡錘状回，側副溝，海馬回という順に並ぶ．

3. ブロードマンの脳地図

各脳回については，ブロードマンの脳地図の番号が汎用されている（図5，表1）．

> **ブロードマンの脳地図** ドイツの医師ブロードマン（Brodmann）が考案した大脳皮質の細胞構築による区分．大脳皮質を52の領野に分けている．

表1 ブロードマン領野とその名称

ブロードマン領野	日本語名	英語名
3・1・2	感覚野（中心後回）	primary somatosensory cortex (postcentral gyrus)
4	運動野（中心前回）	primary motor cortex (precentral gyrus)
5	体性感覚連合野	somatosensory association cortex
6	運動前野・補足運動野	premotor cortex, supplementary motor cortex
7	体性感覚連合野	somatosensory association cortex
8	前頭眼野	frontal eye fields
9	前頭前野背外側部	dorsolateral prefrontal cortex
10	前頭極	anterior prefrontal cortex
11	眼窩前頭野	orbitofrontal area
12	眼窩前頭野	orbitofrontal area
13, 16	島皮質	insular cortex
17	一次視覚野（V1）	primary visual cortex (V1)
18	二次視覚野（V2）	secondary visual cortex (V2)
19	視覚連合野（V3, V4, V5）	associative visual cortex (V3, V4, V5)
20	下側頭回	inferior temporal gyrus
21	中側頭回	middle temporal gyrus
22	上側頭回	superior temporal gyrus
23	腹側後帯状皮質	ventral posterior cingulate cortex
24	腹側前帯状皮質	ventral anterior cingulate cortex
25	膝下野	subgenual area
26		ectosplenial area
27	梨状葉皮質	piriform cortex
28	後嗅内皮質	ventral entorhinal cortex
29	脳梁膨大後部帯状皮質	retrosplenial cingulate cortex
30	帯状皮質の一部	part of cingulate cortex
31	背側後帯状皮質	dorsal posterior cingulate cortex
32	背側前帯状皮質	dorsal anterior cingulate cortex
33	前帯状皮質の一部	part of anterior cingulate cortex
34	前嗅内皮質	dorsal entorhinal cortex
35	嗅周囲皮質	perirhinal cortex
36	海馬傍回皮質	parahippocampal gyrus
37	紡錘状回	fusiform gyrus
38	側頭極	temporopolar area
39	角回	angular gyrus
40	縁上回	supramarginal gyrus
41・42	一次聴覚野（ヘシュル回）	Auditory cortex (Heschl's gyrus)
43	味覚野	gustatory cortex
44	下前頭回 弁蓋部	pars opercularis, part of the inferior frontal gyrus
45	下前頭回 三角部	pars triangularis, part of the inferior frontal gyrus
46	前頭前野背外側部	dorsolateral prefrontal cortex
47	下前頭前野	pars orbitalis, part of the inferior frontal gyrus

第2章

脳画像の基本

1 CT

> **Essence**
> - CTでは，骨は白く（HDA），脳室は黒く（LDA），脳実質は灰色（IDA）に見える．
> - 見たい部位を観察しやすいようにウインドウレベルとウインドウ幅を設定する．
> - ヘリカルCTにより血管などの三次元画像を得ることができる．
> - 撮像断面はスライスする方向によって，水平断，冠状断，矢状断に分けられる．

1 CTの原理

▶CT
computed tomography

CT（X線CT）は，コンピュータで作成された輪切りのX線写真という意味である．

1. X線写真が写るしくみ

胸部X線写真を例にとると，肺は黒く写り，心臓や骨は白く写る（図1）．肺は空気が多くX線がよく通過し，心臓や骨はX線があまり通過しない．X線写真は，X線がよく通過するものを黒く写し，あまり通過しないものを白く写し出すようになっている（図2）．CTはX線の透過する度合いをコンピュータで合成した画像であるため，X線が各脳内組織や病変部位をどの程

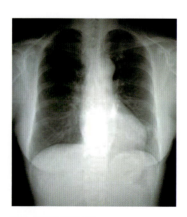

図1 胸部X線写真

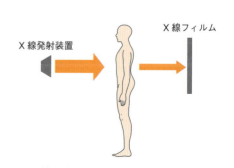

図2 X線の透過性
X線が吸収されれば白く，よく通過すれば黒く写る．

度通過するかで画像は決定される．頭部 CT では，骨は白く，脳室などは黒く，脳実質はその中間色の灰色として画像が構成されている．

2. CT 撮影のしくみ

CT では，たとえば図 3 のように，A から X 線を照射し，反対側の A′ で感知する．少し角度を変えて B から X 線を照射し，B′ で感知する．次は C から照射し C′ で感知する．というように角度を変えながら照射すると，たとえば頭部の中の K を通過する X 線の量が計算される．この各点ごとの値を計算して全体の像をつくるのが CT である．通常，頭のまわりを 1 周回るのに 1 秒もかからないで撮影できる．

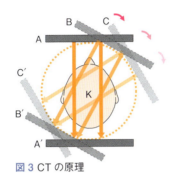

図 3 CT の原理

3. CT 画像の見え方

CT では骨は X 線をよく吸収し，ほとんど通過しないので +1,000，空気は X 線を吸収せず，通過しやすいので -1,000 とし，水を 0 と計算して画像化している．X 線を吸収し，ほとんど通過せずに白くなるものに，骨やカルシウム，血腫などがあり，**高吸収域**と呼ぶ．逆に吸収しないで通過して黒くなるものに，脳脊髄液や脳梗塞巣，空気などがあり，**低吸収域**と呼んでいる．また，中間の灰色（**等吸収域**）になるものもあり，脳皮質がやや白く，白質がそれよりやや黒くなる．

1）ウインドウレベルとウインドウ幅

CT 画像は必ずしも骨の +1,000 から空気の -1,000 までの範囲に設定する必要はなく，必要な範囲だけで描き出されているのが通常である．その範囲は画像上のどこかに表示されており，その中心となる値がウインドウレベルで，その幅はウインドウ幅で記載されている（図 4）．たとえば WL 50，WW 80 とあれば，10〜90 の間の画像になり，水や空気，梗塞巣などは黒く，骨や血腫などは白く写る．

▶ 高吸収域
high density area；HDA
▶ 低吸収域
low density area；LDA
▶ 等吸収域
iso density area；IDA
▶ ウインドウレベル
window level；WL
▶ ウインドウ幅
window width；WW

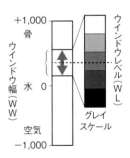

図 4 ウインドウレベルとウインドウ幅

❷ ヘリカル CT

通常の CT は，患者を CT のベッドに乗せて，ベッドを少しずつ動かしながら，1 つの断面ごとにその都度ベッドを止めて撮影して画像を作成する．

一方，ベッドを止めずに連続で撮影し，画像を処理して立体画像をつくるものをヘリカルCTという．ベッドを動かしながら連続で撮影すると，ちょうどリンゴの皮を切り落とさずにつなげてむいたような，体をらせん状に切った連続画像が得られる（図5）．むいたリンゴの皮をそっと元のように巻きなおすとリンゴの形ができるように，連続画像をつなげ合わせて血管などの立体画像を得ることができる．ヘリカルというのは「らせん」という意味である．たとえば，血管をらせん状に切ってコンピュータで再構築した三次元画像では，血管の変化を把握しやすい．

1. 頭頸部動脈のヘリカルCT

内頸動脈周辺のヘリカルCT画像を図6に示す．骨の画像と同時に見ることでその立体的位置関係がわかりやすくなる（図7）．

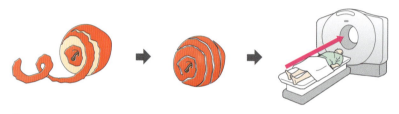

図5 ヘリカルCTの原理
リンゴの皮を切り落とさずにつなげてむき，それを再び巻きなおすと，元のリンゴの形になる．ベッドを動かしながら連続でCTを撮影すると，連続したらせん状に切ったような画像データが得られ，それを再合成することで三次元画像をつくることができる．

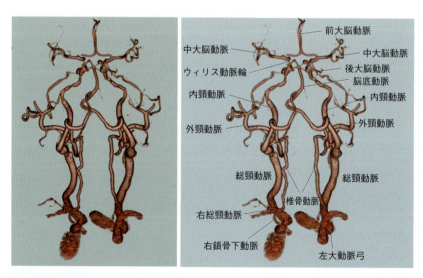

図6 内頸動脈周辺のヘリカルCT画像
右腕頭動脈から右総頸動脈，右鎖骨下動脈から右椎骨動脈，左大動脈弓から左総頸動脈，左鎖骨下動脈から左椎骨動脈が分枝し，総頸動脈は顔面などに行く外頸動脈と大脳に行く内頸動脈に分かれる．内頸動脈はウィリス動脈輪で前大脳動脈と中大脳動脈に分かれる．椎骨動脈は頭蓋内に入り左右が一緒になり脳底動脈を形成した後に左右の後大脳動脈に分かれる．

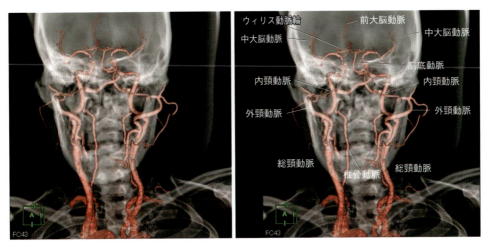

図7 図6を骨の画像に投影した画像
図6のヘリカルCTを骨の画像に投影すると位置関係がわかりやすくなる．

3 頭部CTの位置決めと撮像断面

1. 位置決め

　頭部画像の位置決めは側面から見て，眼窩下縁と内耳道を結ぶ線（OML）を基準とし，その線より傾けた角度と上方を＋として記載することが多い．たとえば10 DEG 50 mmと画像に記載があれば，OMLより10°傾け，内耳道から50 mm上のスライスであることを示している（図8）．通常この角度は外側溝に平行になることが多い．

▶OML
orbito-meatal line

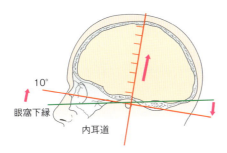

図8 頭部CTの位置決め

2. 撮影断面

　撮像断面はスライスにする方向によって，水平断（あるいは体軸断），左右横に切る冠状断（あるいは前額断），前後縦に切る矢状断がある（図9）．
　水平断は脳内の構造がわかりやすく臨床ではよく用いられるので，本書ではこのスライスを中心に述べる．冠状断は左右の海馬などの萎縮の程度や脳幹部の上下に伸びる病巣の把握に有用である．矢状断は特に中心部にある脳梁周辺の構造について把握しやすい．

▶水平断
horizontal 断
▶体軸断
axial 断
▶冠状断
coronal 断
▶前額断
frontal 断
▶矢状断
sagittal 断

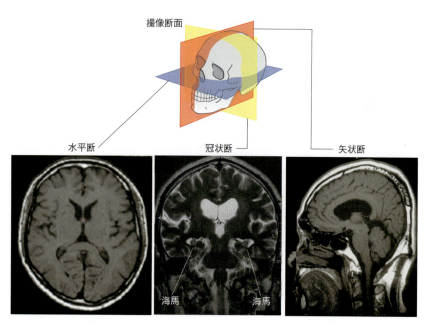

図9 脳画像の撮像断面

3. 左右の特定

　画像の左右を脳内の構造によって特定することは困難である．どちらを右に置くといったルールもなく，設置している機器の状態によっても異なる．左右を見分けるために，画像の中に右（R），左（L）などの記号を入れる決まりがあるが，もしなければ，画像のみから左右を区別することはできない．本書では特に断りがないかぎり胸部 X 線写真と同じく，向かって右側が左脳，左側を右脳としている．

2 MRI

> **Essence**
> - T1 強調画像では**脂肪や出血が白く**，**時間の経過した梗塞が黒く**見える．
> - T2 強調画像では**脳室（髄液），浮腫，炎症が白く**見える．
> - FLAIR 画像は皮質部や脳室周辺の梗塞の診断に有用．
> - 拡散強調画像は**急性期の脳梗塞**の診断に有用．

1 MRI の原理

　MRI は磁気共鳴画像（magnetic resonance imaging）の頭文字をとった略称で，核磁気共鳴（NMR）現象を利用した画像検査法である．

　NMR は，体の外から高周波電磁波が与えられると，体内の特定の物質がその周波数に共鳴して電波を出す現象であり，MRI は，その体内から出た電波を外から検知して画像化するものである．NMR は原子からの信号として表れる．MRI では，人体における水などの構成成分である水素原子からの信号を画像化している．

　水素などの原子核は，磁場の中では特定の高周波電磁波に共鳴して固有の電磁波を発信する．外から特定の電磁波をかけると水素原子が共鳴する．外からの電磁波をストップすると，水素原子は元の電磁波を出さない状態に戻ろうとする（図1）．その際に微弱な電波を発生し，これを画像化したものが MRI である．この元に戻る過程を**緩和**（relaxation）と呼び，縦緩和と横緩和がある．この縦緩和を強調した画像が **T1 強調画像**であり，横緩和を強調した画像が **T2 強調画像**である．緩和は水素原子以外の炭素やナトリウムなどの原子でも起こるが，人体の中で炭素やナトリウムは水素に比べると非常に少なく，信号が弱くて画像をつくるまでの量がない．そのため，人体では医学的に応用しやすい水素原子を使った MRI が一般的に使われる．

1. CT と MRI の色調

　CT や MRI の色調は脳実質の色と比較して表現する．CT は X 線の人体組織への吸収が大きくて反対側まで到達しない場合は白く写り**高吸収域**といい，通過しやすい場合は黒く写り**低吸収域**という．MRI ではその物質が出す電磁波の信号が多い場合は白く写り「**高信号域**」といい，あまり電磁波を

▶磁気共鳴画像
magnetic resonance imaging；MRI

▶核磁気共鳴
nuclear magnetic resonance；NMR

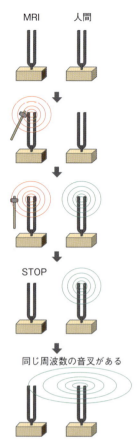

図1 MRIの原理
MRIの原理は音叉を例にとるとわかりやすい．左の音叉をMRI，右の音叉を人間とする．2つの同じ周波数の音叉を並べ，左をたたくと，右も振動して音を出す．たたいた音叉を指で止めると，右だけから音が出て，たたいた音叉と同じ周波数の音叉が右にあるとわかる．

▶FLAIR
fluid attenuated inversion recovery

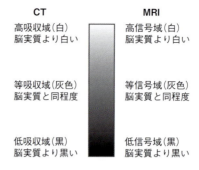

図2 CTとMRIの色調の表現

出さない場合は黒く写り「**低信号域**」という（図2）．

② T1強調画像

　T1強調画像は，縦緩和の回復が速い組織と遅い組織の差を強調して画像化したものである．回復が速い脂肪や出血が白く，回復の遅い時間の経過した梗塞が黒く見える．

　CTと同じように見えるが，MRIでは細かい描写が可能であり，解剖学的な異常がわかりやすい．またCTでは脳底部に直線状の骨の乱反射がみられ，脳幹部などの病巣がわかりづらいがMRIでは明確にわかる．

③ T2強調画像

　T2強調画像は，横緩和の回復が遅い組織を白（高信号）に，速い組織を黒（低信号）になるように差を強調したものである．横緩和の回復が遅いものは水であり，水っぽいものほど白く見えるようになっている．白くなるものには脳室（髄液），浮腫，炎症などがあり，逆に黒くなるものには慢性期の脳出血や骨（石灰化）などがある．脳損傷後に神経細胞が脱落し，線維細胞などで置き換えられた慢性期の病巣なども白くなる．多くの病巣が白く映るので把握しやすい．しかし，脳室に接する病巣では境界が不明瞭なことが欠点である．

④ FLAIR画像

　FLAIR画像は，基本的にはT2強調画像であるが，T2強調画像のうち，脳室などにある安定した水の分子（自由水）に対して，信号がゼロになるタイミングで信号を集め，自由水の信号を減衰（attenuated）させて無視してつくる画像を指す．脳室などは黒くなり，脳内浮腫や血腫などの病巣は白くなる．したがって安定している水（水素）は黒，不安定な水（水素）は白となる．安定している脳室などの髄液は黒くなり，病巣の浮腫などの水は白くなるため，この画像は脳室と病巣の区別がつきやすい．脳室や皮質などの髄液に接

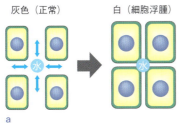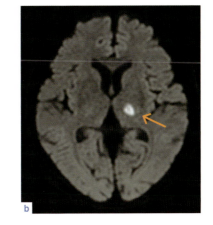

図3 拡散強調画像の原理
a：脳梗塞急性期の細胞の膨化により水分子が閉じ込められ動けなくなると，白い高信号となる．
b：視床梗塞発症後3時間の拡散強調画像では，視床が白く見えている（→）．

したところの病巣の検出に有効であり，皮質部や脳室周辺の梗塞の診断に有用である．

5 拡散強調画像

拡散強調画像は，水のブラウン運動の様子をとらえたもので，水分子が動かなくなっている場所が白く写る撮影方法である．発症後数時間以内の脳梗塞の診断に有用である．

原理は次に述べるとおりである．MPGパルスという傾斜磁場をかけると，水分子がよく運動して拡散する正常な場所では，水分子が動いて信号は強くなくなり灰色になる．しかし，細胞が死んでいく途中で，細胞内に浮腫が生じて膨化すると，細胞と細胞の間のすき間が狭くなり，水分子が動けなくなる．そうなると水分子が動けないために白い高信号になる．このような原理で急性期の脳梗塞の所見をとらえることができる（図3）．

▶拡散強調画像
diffusion weighted image；DWI

▶MPG
motion probing gradient

6 各画像の特徴と見分け方

CTとT1強調画像，FLAIR画像は，正常像では脳室が黒になり，CTで頭蓋骨が白に，T1強調画像やFLAIR画像で皮下脂肪などが白に，脳実質が灰色になるため，同じような画像となる．T2強調画像は，ほかの画像とまったく異なり，脳室が白，脳実質が灰色，頭蓋骨や皮下脂肪が黒くなるため，フィルムカメラの現像のときに用いるネガフィルムのように白黒が逆転した画像となるため区別できる（表1）．

1. 見分けるポイント

各画像を区別するポイントを以下に示す．

表1 CTとMRIの見え方の特徴

	CT	T1強調画像	T2強調画像	FLAIR画像
白（CT：高吸収域 / MRI：高信号域）	血液（出血），骨	血液（出血），脂肪	水，浮腫，梗塞，髄液（脳室）	浮腫，梗塞
やや白い灰色	皮質	皮質	血液（出血），白質，脂肪	血液（出血），白質
やや黒い灰色	白質，浮腫，急性期梗塞	白質，浮腫，急性期梗塞	皮質	皮質
黒（CT：低吸収域 / MRI：低信号域）	水，髄液（脳室），慢性期梗塞	水，髄液（脳室），慢性期梗塞		髄液（脳室）

- CTは小さいX線の検知装置（センサー）を作製するのに限界があり，1つ1つのマスを小さくすることが困難なため，MRIに比較して粗い画像になる．
- CTで用いるX線は光の一種であるため，骨の角などにあたると乱反射する．そのため脳幹部では直線状の乱反射がみられる．
- 松果体と呼ばれる組織は石灰化するため，CTでは松果体が写るスライスに白い石灰化がみられる．
- FLAIR画像はT2強調画像をもとにしているため，T1強調画像より粗い．また脳実質内に小さな梗塞などがあると通常左右非対称な白い梗塞巣が認められる．
- T1強調画像は細かな構造を描出する画像であり，解剖学的構造がよくわかる．
- DWIはFLAIR画像より粗い画像であり，水の少ない頭皮などは黒くなり，脳実質しか見えないことがある．

わからない場合には，画像の端にどの撮像法で撮影されたのかが示してあるため，注意深く見るようにする．

7 T2*強調画像

血腫のヘモグロビンは最終的にヘモジデリンへと変化する．これを黒い低信号として現すのがT2*（T2スター）強調画像である．脳出血，出血性脳梗塞，なかでも古い出血巣や微小出血（microbleeding），無症候性脳内出血の確認に有用で，見え方はT2強調画像とほぼ同じであるが，出血巣は黒く見える（図4）．

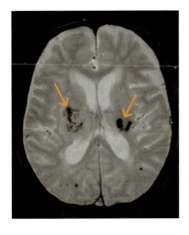

図4 T2*強調画像
脳室の左右に黒い低信号領域（→）がみられ，古い出血の跡がみられる．

8 MRA

　MRAはMRIで撮影した血管画像で，流れている血液に合わせて画像をつくる方法である．MRAでは，血管の状態や動脈瘤などの描出が可能で，造影剤を使わずに明瞭な血管画像が得られる（図5, 6）．

▶MRA
MRI angiography，MRI血管画像

9 MRIの禁忌

　強い磁場を使って検査するため，MRI検査室には磁気を帯びる金属の持ち込みは厳禁である．電磁波により発熱して人体に危害を及ぼすこともある．医療機器や精密機械なども誤作動などで支障を生じることがある．近年，MRIで検査することを想定して，磁性のないものに変更されている医療機器も多い．
　また，金属成分の含まれているような化粧品，刺青，コンタクトレンズなども発熱により浮腫や熱傷などを生じることがあるので注意が必要である（表2）．

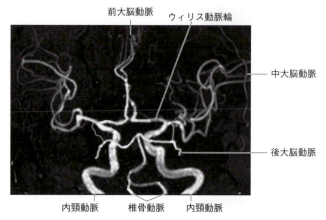

図5 MRA 正面像
左右の内頸動脈が中央部の前大脳動脈と中大脳動脈に分かれる．中央下より左右の椎骨動脈が合わさり脳底動脈となり，さらに左右の後大脳動脈に分かれる．中央に前大脳動脈，中大脳動脈，後大脳動脈などから形成されるウィリス動脈輪がみられる．

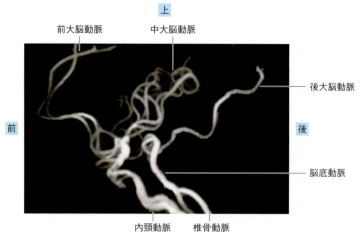

図6 MRA 側面像
内頸動脈から前方に行く前大脳動脈，中央に行く中大脳動脈，椎骨動脈から後大脳動脈につながる．

表2 MRIで禁忌となるもの

頭頸部の磁性体（金属）	・脳動脈クリップや塞栓用コイル：15年以上前のクリップやコイルは磁性をもつことがあったが，近年はその後のMRI撮影などを行うために非磁性体（チタン）性のものが使われている． ・歯科用インプラント　・人工内耳　・義眼
胸部の磁性体	・ペースメーカー　・人工弁　・ステント　・植込み型除細動器　・胸骨ワイヤー
腹部の磁性体	・カテーテル　・人工血管　・静脈フィルターステント
骨関節の磁性体	・人工関節　・髄内釘　・プレート　・創外固定器具
産婦人科系	・妊娠初期の胎児　・避妊リング
その他	・眼鏡　・義歯　・腕時計　・アクセサリー　・鍵　・ヘアピン　・ピアス　・化粧品　・刺青　・コンタクトレンズ（カラーコンタクトレンズなど）　・携帯電話（スマートフォン）　・磁気カード　・通常の車椅子・ストレッチャー

3 脳機能画像

> **Essence**
> - fMRIは**安静時と活動時の血流量の変化を画像化したもの**で，神経がはたらいている部位をとらえることができる．
> - SPECTは**体内に投与したRIの分布を画像化したもの**で，RIの流れから超早期の脳梗塞の閉塞部位を確認することができる．
> - MEGは**脳表面のかすかな磁場が変化する現象を画像化したもの**で，脳内の活動部位を特定することができる．
> - tractographyは神経伝達時の軸索内の水の流れを見て**白質の神経線維を描き出す**もので，運動神経の損傷の有無などを確認することができる．

脳機能画像にはfMRI，SPECT，MEGなどがある．

▶fMRI
functional MRI，機能的MRI

1 fMRI

ある単位体積の血流量を安静時と活動時で比べてみる．神経が活発にはたらくことで酸素や栄養が必要となり，はたらいた部位の血流量が増えることになる．血液が流入すると，酸素化された赤血球と組織に酸素を放出した赤血球が増える．その一定の体積内で生じた変化をMRIでとらえて画像にしたものがfMRIである（図1）．つまり神経が活性化されてはたらいている部位がわかるのがfMRIである（図2）．

2 SPECT

体内に投与したRIの分布状況を断層画像にしたものである．RIの流れから脳梗塞超早期に閉塞している部位を確認したり，アルツハイマー型認知症などの血流状態が把握できる（図3）．

▶SPECT
single photon emission computed tomography
▶RI
radioisotope，放射性同位元素

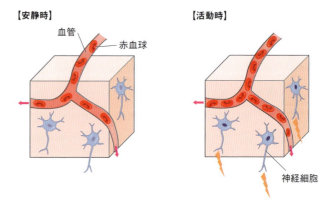

図1 fMRIの原理
安静時には血液の流入は一定であるが，神経が活動すると局所的な血流が増え，体積内（ボクセル）での磁場の不均一が生じる．これを信号の上昇としてとらえる．

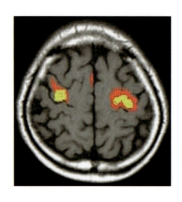

図2 左右の指を机に打ち続ける動作をさせたときのfMRI
光っている部分は指の運動神経がはたらいているところ．

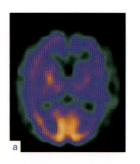 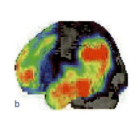 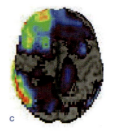

図3 前頭側頭葉型認知症のSPECT
a：水平断でみたRIの取り込み．左前頭葉〜側頭葉が右に比べて青く，血流量の低下がある．
b：側面立体画像に投影したSPECT．前頭葉と側頭葉に赤く血流量の低下している部位がある．
c：上方から立体画像に投影すると左側にかたよった赤い部分の血流低下がみられる．

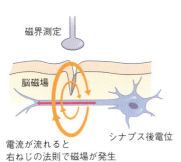

図4 MEGの原理
脳内で神経細胞が神経伝達を行うと右ねじの法則で磁場が発生する．その微弱な磁場の変化を検知して，どの部位からの刺激で，どの程度の時間に神経が活動をしたかを見る検査．

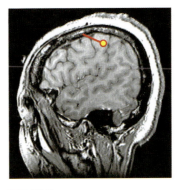

図5 MEG
右手を刺激したときの感覚野の神経活動（━○）．
〔中里信和：脳磁図による脳病変の機能診断．臨床検査53：997-1002, 2009より〕

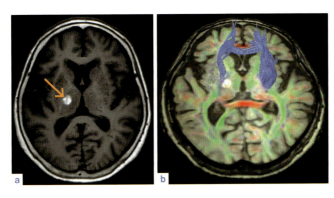

図6 tractography
発症初期には左上下肢の麻痺がみられたが，1週間で完全になくなった症例．
a：T1強調画像．右視床に血腫（→）がみられる．
b：tractography．錐体路の運動神経（青色の線維）だけを描き出すと血腫の外側をすり抜けるように錐体路がみられ，わずかな圧迫のみで損傷を受けていないことがわかる．これが麻痺の改善を裏付ける画像であり，予後予測に重要な示唆を与える．

③ MEG

脳内の神経活動により脳表面のかすかな磁場が変化する現象をとらえ，MRIなどの画像に当てはめて，脳のどの部位がはたらいているかを知る方法（図4）．脳内の神経が活動している部位を瞬時に把握でき，どのような順で活動しているかもわかる．活動部位を，MRIの脳画像に重ねて活動の状態を見る（図5）．

▶MEG
magnetoencephalogram，脳磁図

④ tractography

神経伝達時の軸索の中の水の流れを見て白質の神経線維を描き出す方法．運動神経の損傷の有無などリハビリテーションに直接関連する画像として注目されている（図6）．

▶tractography
拡散テンソル画像

第3章

脳の画像解剖

1 各スライスの見極め方

> **Essence**
> - 延髄のレベルでは，後下小脳動脈梗塞による ワレンベルク症候群 が重要．
> - 小脳のレベルでは，第4脳室の形 が上下を判別する目印となる．
> - ペンタゴンのレベルでは，脳槽の5角形が ウィリス動脈輪 に一致する．
> - ダビデの星のレベルでは，橋の前方の切れ込みが目印になる．
> - 中脳のレベルでは，上丘や動眼神経のレベルに一致する．
> - 前交連のレベルでは，視床下部 が観察できる．
> - モンロー孔のレベルでは，聴放線 が見える．
> - 松果体のレベルでは，大脳基底核 や 視床，内包 が明確に見える．
> - 脳梁膨大のレベルを境に，外側部についてはこのレベルより 上は頭頂葉，下は側頭葉 となる．
> - 脳梁体部のレベルとハの字のレベルでは，側脳室の外側に 放線冠 が見える．
> - 高さ不明のレベルは下から，半卵円中心のレベル，帯状溝のレベル，中心溝が中央に見えないレベル，中心溝が大脳縦裂まで達するレベルに分けられる．
> - 冠状断は，海馬の萎縮 や 橋の左右差 の確認に適している．
> - 矢状断では，脳梁や帯状回，脳幹や脊髄までのつながり がよくわかる．

　脳画像はカンファレンスなどで提示され，患者の症状や予後予測の重要な根拠となることが多い．カンファレンスでは病巣のあるスライス1枚だけを提示することがほとんどで，見ているスライスが脳のどの高さで，その損傷がどのような症状をきたすのかを見極める必要がある．日常診療では水平断（体軸断）を提示することが多く，各スライスには高さの判定に役立つ目印となるものがある．そこで各スライスの目印について下のスライスから順に概説する．

▶水平断
horizontal 断
▶体軸断
axial 断

1 延髄のレベル

　延髄中央部は3段重ねの正月の餅のように見え，角が丸くなった台形の左右両辺の中央がくびれたような形状を呈している．前方の1段目で中央で割れた両側に錐体路が通り，その後方2段目に下オリーブ核のふくらみ，その後ろがややくびれて，下小脳脚のふくらみへと続く（図1）．

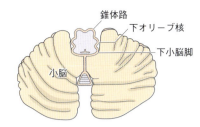

図1 延髄中央部
錐体路と下オリーブ核の間から舌下神経（XII）が，下オリーブ核と下小脳脚の間から舌咽神経（IX）・迷走神経（X）が出る．

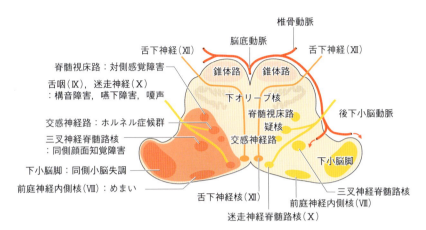

図2 延髄レベルの解剖とワレンベルグ症候群の損傷部位と症状

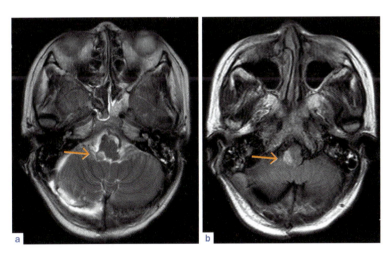

図3 ワレンベルグ症候群を呈した延髄梗塞のMRI
a：T2強調画像，b：FLAIR画像．延髄後方外側面に高信号域の病巣がみられる（→）．

このレベルで重要な神経損傷は後下小脳動脈梗塞による**ワレンベルグ症候群**であり，延髄の後外側が損傷される．症状は，①脊髄視床路の損傷による対側感覚障害，②舌咽神経（IX）・迷走神経（X）損傷による構音障害・嚥下障害・嗄声，③交感神経路の損傷によるホルネル症候群，④三叉神経脊髄路核の損傷による同側顔面知覚障害，⑤下小脳脚の損傷による同側小脳失調，⑥前庭神経内側核（VIII）の損傷によるめまいなどである（図2～4）．

▶**ワレンベルグ症候群**
Wallenberg syndrome

ホルネル症候群 Horner syndrome．縮瞳，軽度の眼瞼下垂，顔面の発汗低下を三主徴とする交感神経経路の障害．

1 各スライスの見極め方

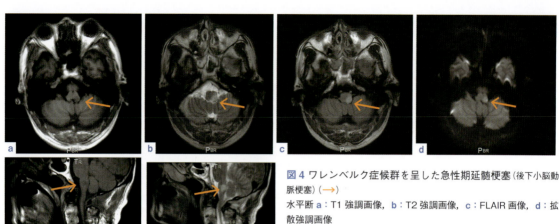

図4 ワレンベルク症候群を呈した急性期延髄梗塞（後下小脳動脈梗塞）（→）
水平断 a：T1強調画像，b：T2強調画像，c：FLAIR画像，d：拡散強調画像
矢状断 e：T1強調画像，f：T2強調画像

❷ 小脳のレベル

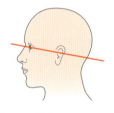

▶ルシュカ孔
foramen of Luschka
▶SCA
superior cerebellar artery，上小脳動脈
▶AICA
anterior inferior cerebellar artery，前下小脳動脈
▶PICA
posterior inferior cerebellar artery，後下小脳動脈

　小脳の上下については，第4脳室の形が目印になる．下方はルシュカ孔として左右両側へ開き，上方は中央の中脳水道につながる．そのため，第4脳室の下方は横長に上方は縦長になる（図5, 6）．また，上方から上小脳脚，中小脳脚，下小脳脚が第4脳室の側方を通る．主として上小脳脚は大脳と小脳を結ぶ四肢の神経線維が，中小脳脚はオリーブ核などの橋と小脳を結ぶ体幹部の神経線維が，下小脳脚は脊髄と小脳を結ぶ四肢の神経線維がそれぞれ通ることになる．血管支配はそれぞれ上方から上小脳動脈（SCA），前下小脳動脈（AICA），後下小脳動脈（PICA）が側方を通る．

　橋下部は錐体路が前方を通り，その後方に橋核，内側毛帯，脊髄視床路，顔面神経核，三叉神経脊髄路，外転神経核，前庭神経核などがある（図7）．

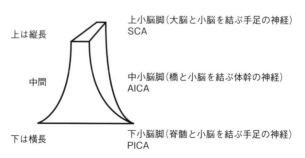

図5 第4脳室の形と高さ
橋の高さは横長であれば橋下部，正方形に近い形であれば橋中央部，縦長であれば橋上部のレベルがそれぞれ対応する．

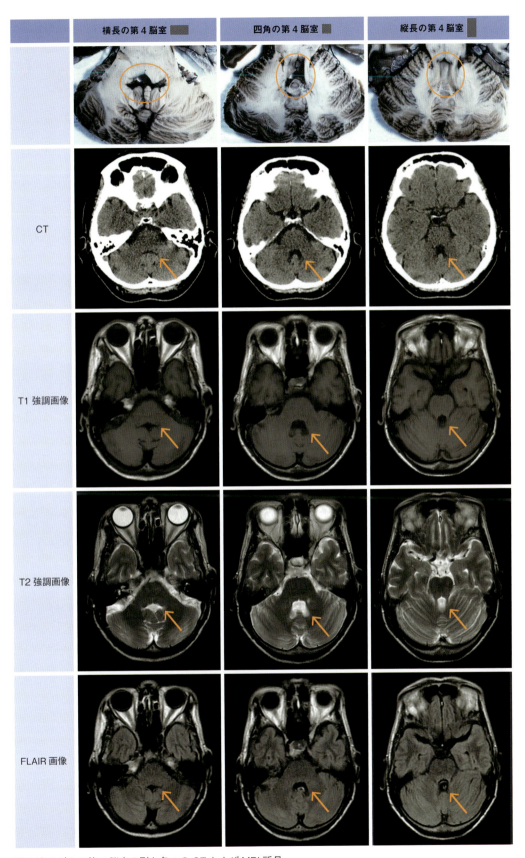

図6 高さごとの第4脳室の形と各々のCTおよびMRI所見

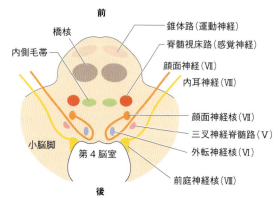

図7 橋下部の神経

3 ペンタゴンのレベル

前方が平らな橋のさらにその前の脳槽の形が目印となる．このレベルの脳槽の形はちょうど5角形の形⬠になることから，5角形という意味の「ペンタゴン」といわれる（図8）．この5角形の各辺は**ウィリス動脈輪**に一致し，重要な意味があるのがわかる（図9, 10）．CTでは比較的わかりやすいが，MRIでは視交叉や下垂体などの構造物も描出されるため，橋の前の平らな形や外周を追うようにするとよい（図11）．

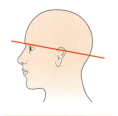

ウィリス動脈輪 circle of Willis. 脳底部の前交通動脈，前大脳動脈，内頸動脈，後交通動脈，後大脳動脈で形成される動脈の輪．内頸動脈や脳底動脈などの主幹動脈が閉塞した際には側副血行路としてバイパスの役割を果たす．

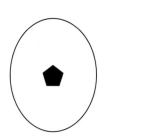

図8 ペンタゴンのレベルの模式図

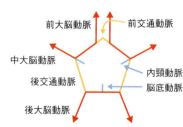

図9 ウィリス動脈輪を形成する動脈

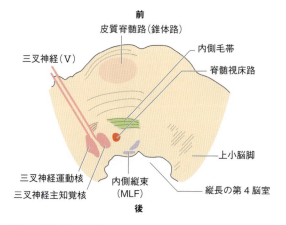

図10 橋上部の神経

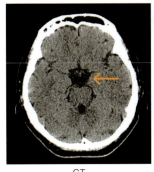 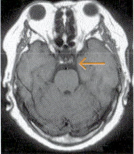 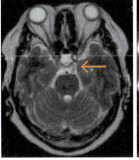 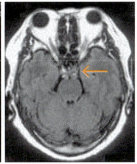

| CT | T1強調画像 | T2強調画像 | FLAIR画像 |

図11 ペンタゴンのレベル
ペンタゴンのレベルは橋の上部になり，前方が平らな印象をもつ．前方に左右の皮質脊髄路（錐体路），その後方に位置覚・振動覚などの触覚・固有感覚を伝える内側毛帯，温痛覚などを伝える脊髄視床路，三叉神経運動覚（V），三叉神経主知覚核（V），中央後方には眼球の水平方向への運動を調節する内側縦束（MLF），側方には上小脳脚がある．→は脳槽．

4 ダビデの星のレベル

さらに上方へいくと，橋の前方の平らな部分の中央（5角形の底辺）の部分が後方へ切れ込み，脳槽がちょうど星が光っているような形に見える（図12）．このレベルをダビデの星のレベルといい，後方の切れ込みは大脳脚（錐体路）に一致する．このレベルも脳槽の構造物がMRIでは詳細に映し出されるので，橋の前方の切れ込みを目印にするとよい（図13）．

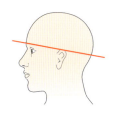

 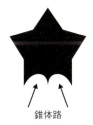

図12 ダビデの星の模式図
ダビデの星のレベルでは後方の橋の前方が2つに割れる．そのふくらみは錐体路（大脳脚）である．

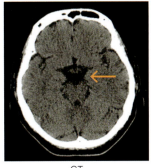 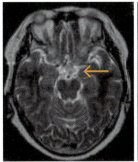 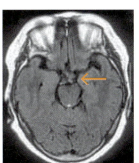

| CT | T1強調画像 | T2強調画像 | FLAIR画像 |

図13 ダビデの星のレベル
→は脳槽．

❺ 中脳のレベル

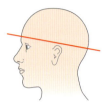

ダビデの星よりわずかに高いレベル．視点を後方へと移すと，中脳がミッキーマウスの顔のように見える高さである．中脳を観察しやすいレベルである（図14）．

中脳のレベルの構造は図15のようになり，上丘や動眼神経のレベルに一致する．このミッキーマウスの両耳にあたる部分が大脳脚で，錐体路が通っている．耳の付け根にあたる場所にパーキンソン病で関与する黒質がある．黒質の外側に聴神経の中継核である内側膝状体，内側後方に運動学習や運動制御などを行う赤核，位置覚や振動覚を伝える内側毛帯，さらに後方には意識や覚醒に関与する網様体がある．その内側には動眼神経核（Ⅲ）があり，眼球運動をつかさどる動眼神経が中脳のレベルから前方に出ている．その外側には温痛覚・触覚・圧覚に関連する脊髄視床路，内側後方にはミッキーマウスの口にあたる場所に第3脳室と第4脳室を結ぶ中脳水道がある．

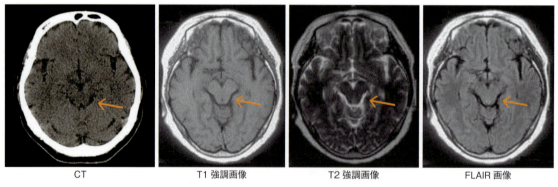

図14 中脳のレベル
→はミッキーマウスの顔のように見える部分．

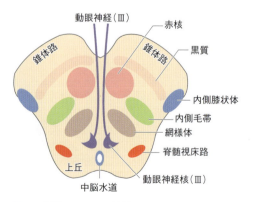

図15 中脳のレベルの神経

6　前交連のレベル

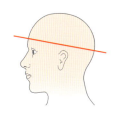

次のレベルの目印は前交連である．前交連は第3脳室の前方で側脳室との間に左右の大脳を結ぶ構造として存在する（図16〜18）．このレベルは第3脳室が中央に見え，その左右の周辺には口渇中枢や体温調節中枢のある視床下部がよく見える．前交連は，主に嗅覚に関与する嗅神経線維（Ⅰ）が左右の脳へ交差して入るところであり，側脳室の前脚と第3脳室の間に位置する比較的小さな構造物である．

視床下部の外側には錐体路の通る内包後脚があり，その線維はミッキーマウスの耳にあたる部分につながる．

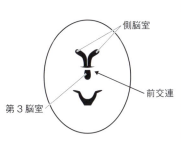

図16　前交連のレベルの模式図

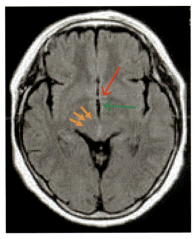

図17　前交連のレベルのFLAIR画像
中央で左右大脳をつなげているのが前交連（→）．後方の第3脳室の左右が視床下部（→）．内包後脚→大脳脚（ミッキーマウスの耳）につながる錐体路（→）．

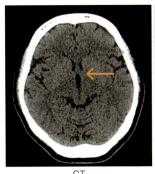
CT

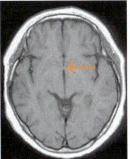
T1強調画像

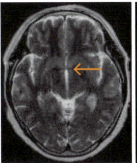
T2強調画像

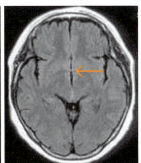
FLAIR画像

図18　前交連のレベル
→は前交連．

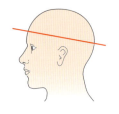

▶モンロー孔
Monro foramen，室間孔

7 モンロー孔のレベル

前交連のすぐ上で側脳室前脚と第3脳室がY字のような形でつながるところが見える．この脳室間の連絡通路がモンロー孔である（図19〜21）．

また，このレベルでは内包後脚から斜め前方に張り出す**聴放線**がみられる（図22）．

聴放線　acoustic radiation.
聴覚皮質（41・42野）に分布する線維群．内包後脚から斜め前方に伸び，ヘシュル回に達する．

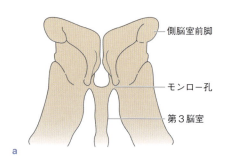
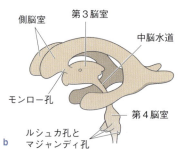
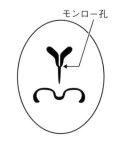

図19 正面から見たモンロー孔（a），側面より見た脳室（b）（左右の側脳室 → モンロー孔 → 第3脳室 → 中脳水道 → 第4脳室へと続く）

図20 モンロー孔のレベルの模式図

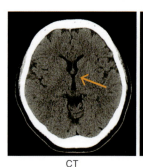
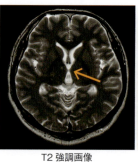
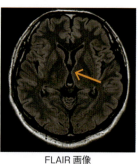

CT　　　T1強調画像　　　T2強調画像　　　FLAIR画像

図21 モンロー孔のレベル
左右の側脳室前脚と中央の第3脳室を結ぶモンロー孔（→）がある．

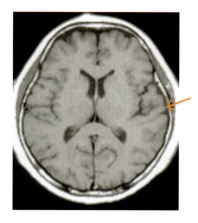

図22 聴放線の同定（T1強調画像）
内包後脚から斜め前方に伸びヘシュル回に達する聴放線（→）．

▶ヘシュル回
Heschl gyri，横側頭回

8 松果体のレベル

さらに上に行くと，CTでは，やや後方中央に白い点状のものが見えるレベルとなる（図23, 24）．左右の側脳室後脚の中にも白い点が見え，3つの白い点が印象的である．中央の白い点は松果体の石灰化であり，左右の点は脈絡叢の血液である．松果体の石灰化を目印としているため，CTではわかりやすいが，MRIではわかりづらいレベルでもある．MRIでみると松果体のある部分が菱形（◇）あるいはクリオネのように見えるので，この形を目印にするとよい．

また，前交連から松果体のレベルでは，被殻，尾状核などの大脳基底核や視床，内包が最も明確に見える（図25）．

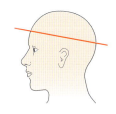

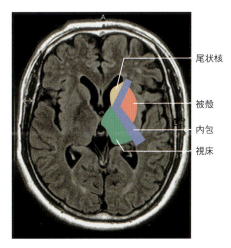

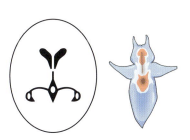

図23 松果体のレベルの模式図
MRIでは菱形やクリオネのような形が見える．

図25 松果体のレベルで見える構造（FLAIR画像）

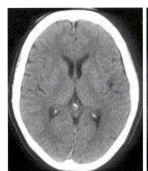 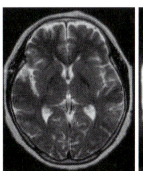 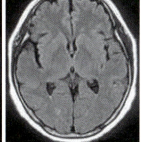

　　　CT　　　　　　　T1強調画像　　　　　　T2強調画像　　　　　　FLAIR画像

図24 松果体のレベル
CTでは中央に白い点状の松果体がみられるが，MRIでは白くならず縦長の菱形（◇）やクリオネのような形が見える．

1 各スライスの見極め方

9 脳梁膨大のレベル

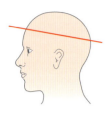

　このレベルでは，後方の中央部で左右大脳をつなげる太い脳梁の線維束がみられる．この部位は，脳梁のなかでも左右の大脳をつなげる神経線維が多く，**脳梁膨大**と呼ばれる（図26～28）．

　脳梁膨大では，主に頭頂葉，側頭葉，後頭葉の線維連絡をしている．また，このレベルでは外側面では**外側溝**にほぼ一致することから，これまで示してきた各レベルの側方部分はほとんどが**側頭葉**であり，これから先のレベルでは**頭頂葉**であることがわかる（図29）．

　したがって，このレベルでの側方は，上下から脳回を追って同定しなければ，側頭葉か頭頂葉かわからない．双方が同じレベルで，前方に頭頂葉の縁上回・角回，後方に上側頭回が同時に写っていることも多い．

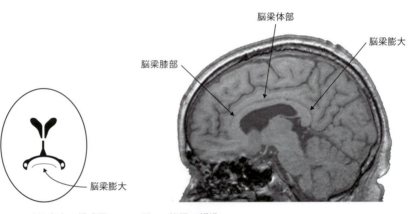

図26 脳梁膨大の模式図　　図27 脳梁の構造

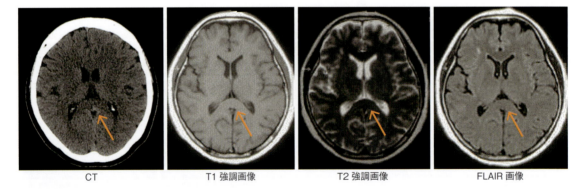

図28 脳梁膨大のレベル
→は脳梁膨大．

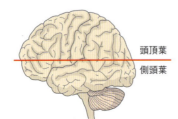

図29 外側溝は側頭葉と頭頂葉の境界
脳梁膨大のレベルでは外側溝にほぼ一致して切れ，側方はこのレベルより下に側頭葉，上に頭頂葉が位置する．

10 脳梁膨大と体部の中間（染色体のように見えるレベル）

　名称はついていないが，前述の脳梁膨大と脳梁体部の間に，染色体のような形に見えるレベルがある．このレベルでは，側脳室後脚の延長上に角回が位置する（図30, 31）．

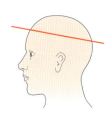

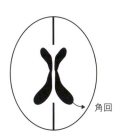

図30 染色体のように見えるレベルの模式図

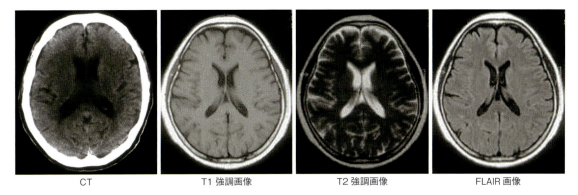

CT　　　　　T1強調画像　　　　　T2強調画像　　　　　FLAIR画像

図31 染色体のように見えるレベル

11 脳梁体部のレベル

　左右大脳半球は前方と後方から髄膜の大脳鎌によって仕切られるが，その中央部ではまだ脳梁体部でつながっている．これが脳梁体部のレベルである（図32, 33）．

　側脳室の外側には，錐体路や感覚路が通り，外側線条体動脈で支配され，ラクナ梗塞が発生しやすい**放線冠**がある（図34）．

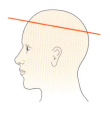

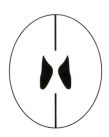

図32 脳梁体部のレベルの模式図

1　各スライスの見極め方　　35

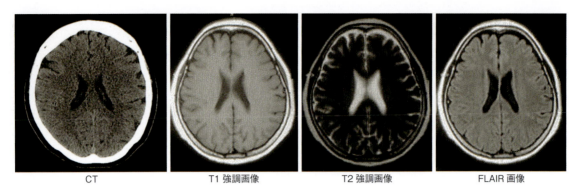

図33 脳梁体部のレベル

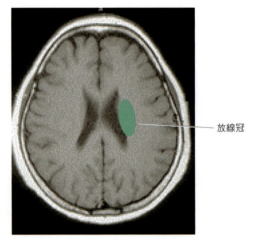

図34 側脳室の外側に位置する放線冠（T1強調画像）

12 ハの字のレベル

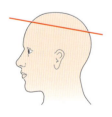

　脳梁体部の上方では，大脳鎌が左右大脳を分けるため，左右大脳をつなぐ構造物はなくなる．しかし，脳梁体部より側脳室のほうが高い位置まであるため，側脳室が左右大脳に見え，ちょうどカタカナの「ハ」の字のように見える．これをハの字のレベルと称している（図35，36）．このレベルでも側脳室の外側に放線冠がある．

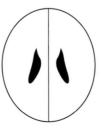

図35 ハの字のレベルの模式図

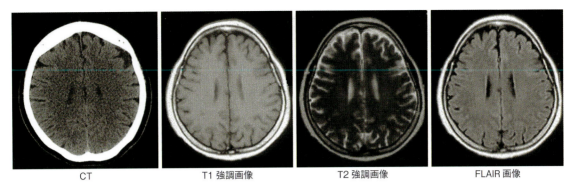

図36 ハの字のレベル

13 高さ不明のレベル

1. 半卵円中心のレベル（高さ不明のレベルの下）

ハの字のレベル以上になると，目印となる明確な構造物がなく，大きさの順に並べなければ，順序をつけることができない．このレベル以上を高さ不明のレベルという．

高さ不明のレベルのうち，一番下のレベルは皮質下の面積が大きく，脳は卵型の形をしている．中央部は半分にした卵の中央という意味で，半卵円中心という（図37, 38）.

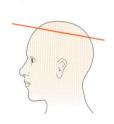

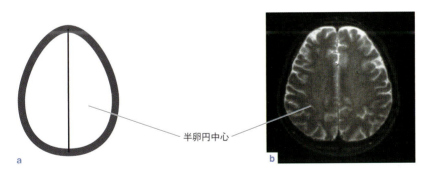

図37 半卵円中心がみられる高さ不明のレベルの模式図（a）とT2強調画像（b）

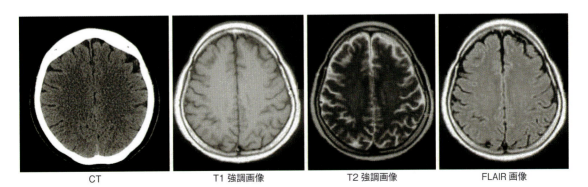

図38 半卵円中心がみられる高さ不明のレベル

1 各スライスの見極め方 37

半卵円中心は錐体路，感覚神経，前頭葉や頭頂葉の皮質下神経など重要な神経が通る．

2. 帯状溝のレベル（高さ不明のレベルの中間）

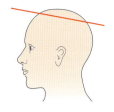

高さ不明のレベルの中に，内側中央〜後半部分に，脳溝が左右に切れ，比較的面積の広い部分が見える．これが帯状回の上にある**帯状溝**である（図39）．矢状断で見ると水平に走る部分が切れているため，脳溝が見やすくなっている（図40）．

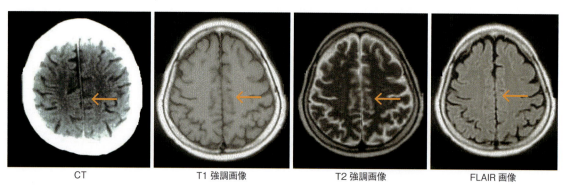

図39 帯状溝レベル
この図ではT1強調画像およびT2強調画像が比較的わかりやすい．→は帯状溝．

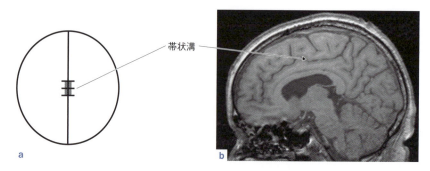

図40 帯状溝のレベルの模式図（a）と矢状断MRIにおける帯状溝（b）
帯状溝はスライス面に平行に近いので内側部で横幅の広い溝が写る．

3. 中心溝が中央で見えないレベル，central knobの見えるレベル
（高さ不明のレベルの高い位置）

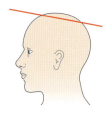

中心溝は内側から外側までつながっていて，表面では溝になっている．しかし，皮質下では中心前回と中心後回がつながっていれば画像上脳の頂点には写らない（図41）．ここでは帯状溝辺縁枝が後方内側左右に見える．このレベルでは，手指の運動神経が多いためにできた **central knob** と呼ばれるふくらみを見ることができる（→57頁）（図42, 43）．

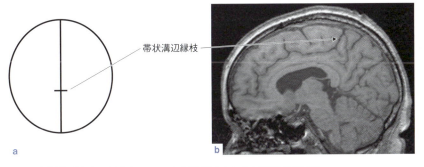

図41 中心溝が中央で見えないレベルの模式図（a）と矢状断 MRI（b）
帯状溝辺縁枝は脳の頂点まで続く（b）.

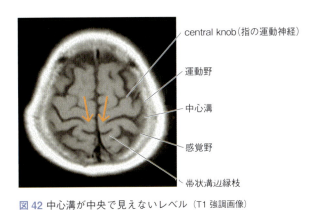

図42 中心溝が中央で見えないレベル（T1 強調画像）
中心溝が大脳縦裂まで達していない（→）.

CT	T1 強調画像	T2 強調画像	FLAIR 画像

図43 中心溝が中央で見えないレベル

4. 中心溝が大脳縦裂まで達するレベル（高さ不明のレベルの最上部）

　中心溝が大脳縦裂まで到達し，運動野と感覚野は中心溝で分けられる（図44，45）.

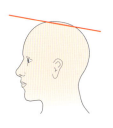

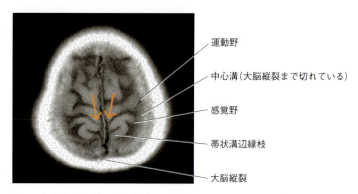

図44 中心溝が内側の大脳縦裂まで到達している（→）最も高いレベル（T1強調画像）

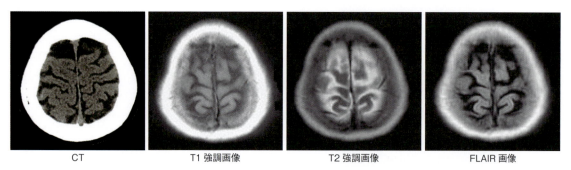

図45 中心溝が内側の大脳縦裂まで達している最も高いレベル

14 水平断の各レベルとブロードマン領野の対応

▶OML
orbito-meatal line

　水平断の各レベルを目印に，松井らの図譜[1]を用い，OMLに対し後方15°の傾斜の水平断スライスの，大脳内における各レベルのブロードマンの脳地図（→4頁）と前・中・後大脳動脈分枝の動脈支配領域（図46）の同定を試みたのが図47である．また，視床における体性局在の同定を試みたのが図48である．実際の画像所見との対比がしやすいよう図49にOMLより15°後傾したCTおよびMRI上でのブロードマン領野と，その血管支配領域を示した．

　第4章「脳の機能局在」で解説する各領野がつかさどる機能を念頭に置いたうえで図49を見ることをおすすめする．画像上の病巣と症状の対応がわかり，患者が呈する症状や予後の予測に役立つ．

文献
1) 松井孝嘉，平野朝雄：CT scanのための脳解剖図譜．医学書院，1977

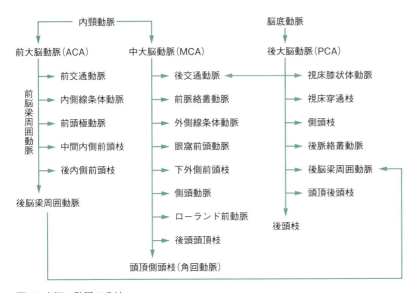

図46 大脳の動脈の分岐

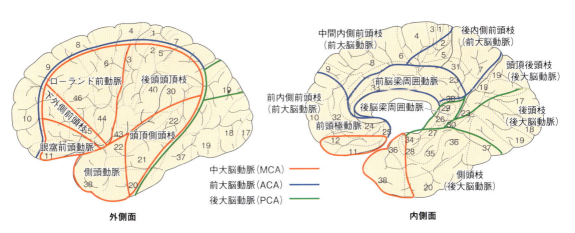

図47 大脳の動脈の灌流域

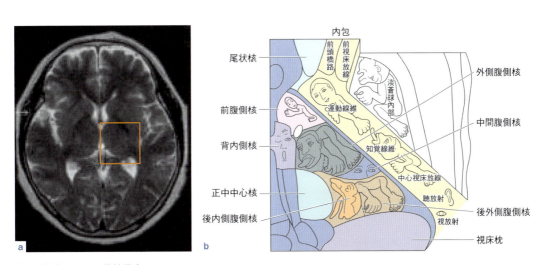

図48 視床における体性局在
T2強調画像（a）で示した部位の体性局在を示している（b）．

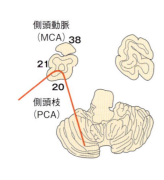

1. 延髄のレベル

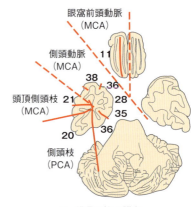

2. 横長の第4脳室

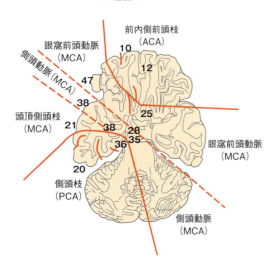

3. 四角の第4脳室・ペンタゴンのレベル

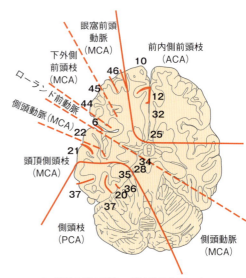

4. 縦長の第4脳室・ダビデの星のレベル

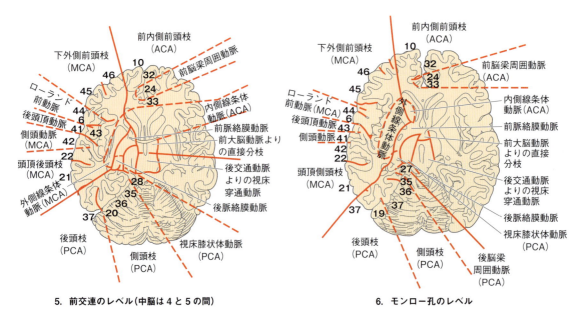

5. 前交連のレベル（中脳は4と5の間）

6. モンロー孔のレベル

図49 OMLより15°後傾したCT上でのブロードマン領野とその血管支配領域（つづく）

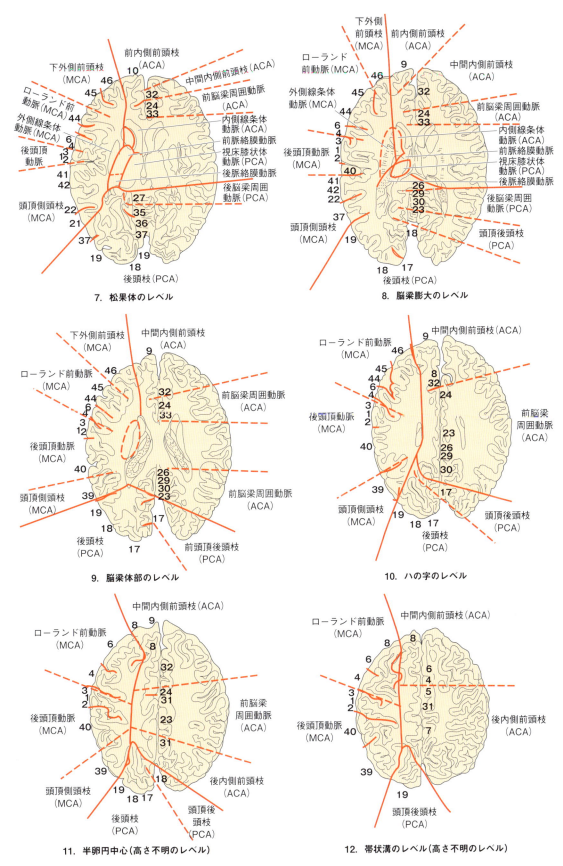

図49（つづき）OMLより15°後傾したCT上でのブロードマン領野とその血管支配領域（つづく）

1 各スライスの見極め方 43

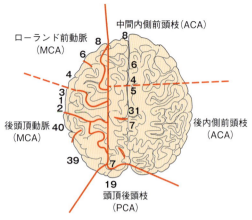

13. 帯状溝辺縁枝の下部(高さ不明のレベル)

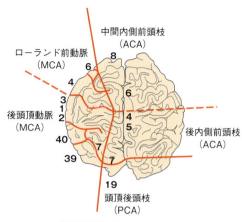

14. 頭頂間溝(高さ不明のレベル)

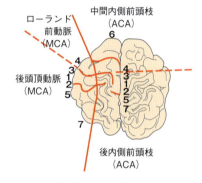

15. 中心溝が内側に達する直前(高さ不明のレベル)

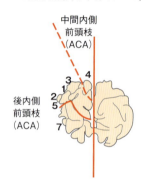

16. 中心溝が内側に達する最も高いレベル(高さ不明のレベル)

図49 (つづき) OMLより15°後傾したCT上でのブロードマン領野とその血管支配領域

15 各スライスの正常像

CT，T1強調画像，T2強調画像，FLAIR画像の各スライスを掲載する．

• CT

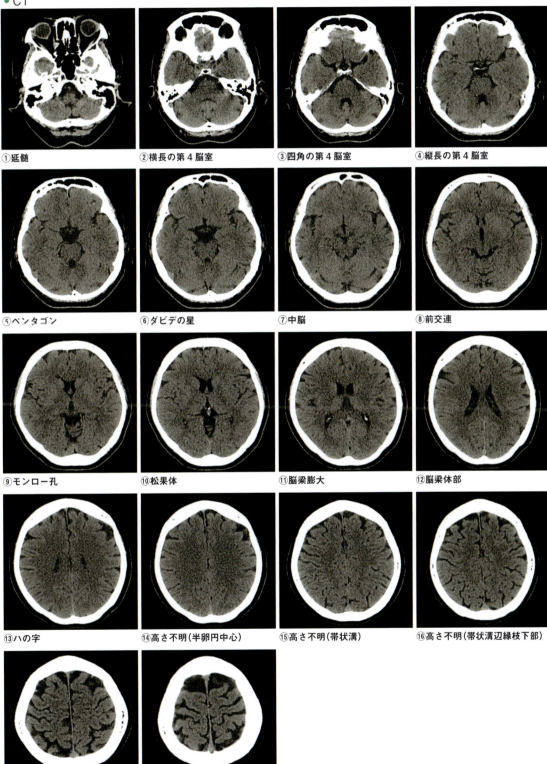

● T1 強調画像

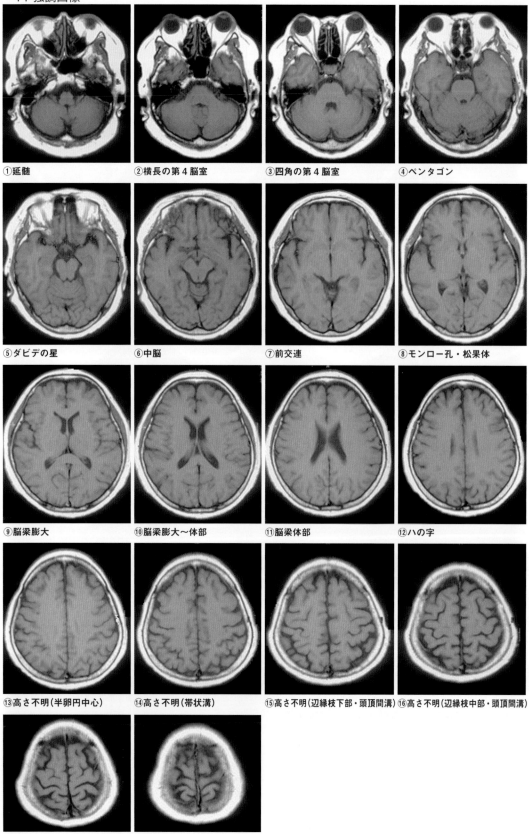

● T2強調画像

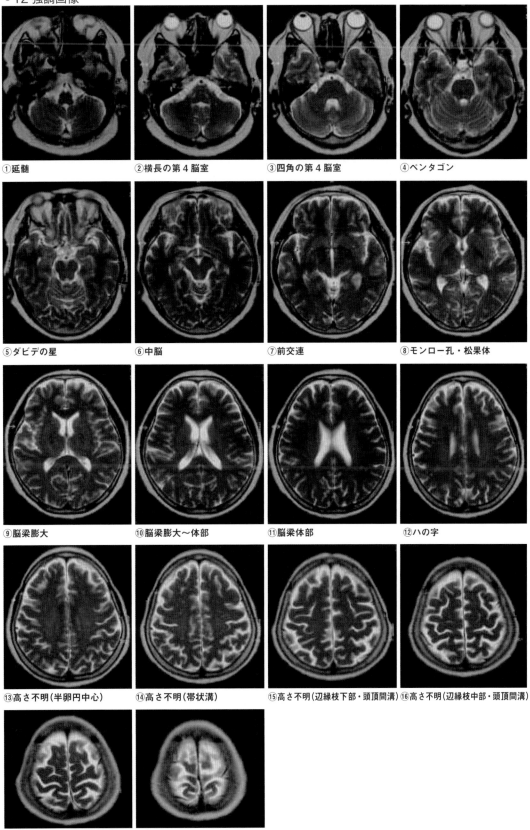

● FLAIR画像

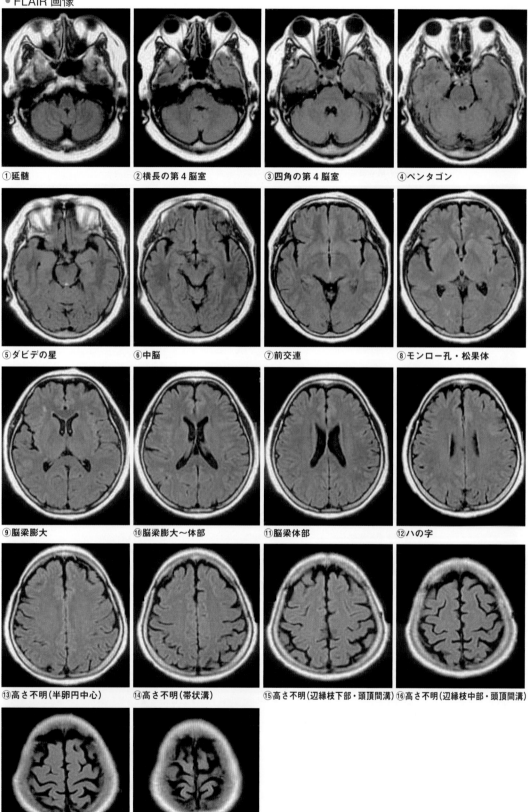

①延髄　②横長の第4脳室　③四角の第4脳室　④ペンタゴン
⑤ダビデの星　⑥中脳　⑦前交連　⑧モンロー孔・松果体
⑨脳梁膨大　⑩脳梁膨大〜体部　⑪脳梁体部　⑫ハの字
⑬高さ不明（半卵円中心）　⑭高さ不明（帯状溝）　⑮高さ不明（辺縁枝下部・頭頂間溝）　⑯高さ不明（辺縁枝中部・頭頂間溝）
⑰高さ不明（中心溝到達直前）　⑱高さ不明（中心溝内側到達）

16 冠状断の画像の見方

冠状断（前額断）では左右大脳を比較して見ることができる．特に，海馬や橋などが見える断面は，海馬の萎縮や橋の左右差を確認できる（図50，51）．

▶冠状断
coronal 断
▶前額断
frontal 断

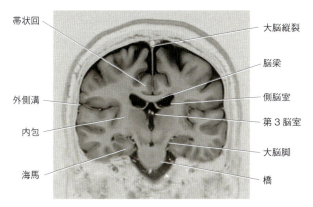

図50 海馬が見える T1 強調画像冠状断

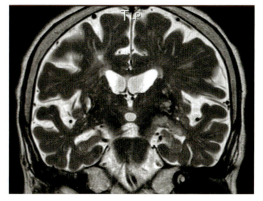

図51 T2 強調画像冠状断

17 矢状断の画像の見方

矢状断では，ほぼ中央で切ると脳梁や帯状回，脊髄までのつながりがよくわかる（図52）．正中で切ると脳梁の上は大脳縦裂にある大脳鎌になり，脳実質は見えない（図53）．

▶矢状断
sagittal 断

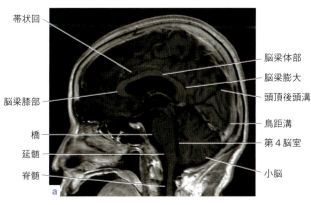

図52 正中より左右に少し寄った MRI 矢状断像
a：T1 強調画像，b：T2 強調画像

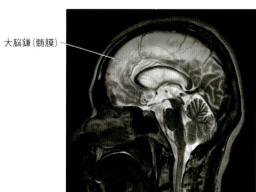

図53 正中で切った MRI 矢状断像
正中では脳梁の上は大脳鎌（髄膜）になる．

2 支配血管

> **Essence**
> - 大脳の支配血管は**前大脳動脈**，**中大脳動脈**，**後大脳動脈**，**ウィリス動脈輪周辺から出る穿通枝**に分けられる．
> - 水平断では，前方より **30°が前大脳動脈**，**30°～120°の 90°が中大脳動脈**，**後方 60°が後大脳動脈**の支配と覚える．

▶前大脳動脈
anterior cerebral artery；ACA
▶中大脳動脈
middle cerebral artery；MCA
▶後大脳動脈
posterior cerebral artery；PCA

　大脳の支配血管は大きく，①前大脳動脈（ACA），②中大脳動脈（MCA），③後大脳動脈（PCA），④ウィリス動脈輪周辺から出る穿通枝によって灌流される．

1 水平断から見た血管支配

　水平断では，ほぼ下から上のスライスまで外側面は前方より30°までがACA，30°～120°にかけての90°がMCA，後方60°がPCA支配と理解するとよい（図1，2）．下部中央の部分はウィリス動脈輪周辺から出る穿通枝により支配されることが多い．前脈絡叢動脈や視床の血管については別に触れる．

1. 血管支配と部位の把握

　図3のように脳の中心から線を引くと，簡易的に理解でき，わかりやすい．反対側の線で区切られた前方から60°が**前頭葉**，後ろから30°が**後頭葉**である．その中間の60°～150°の90°のうち，脳梁膨大が見えるレベルから下では**側頭葉**，上では**頭頂葉**となる．

2 血管支配の詳細

　大脳を灌流する動脈は41頁の図46，47に示すように分布する．

1. 内頸動脈系

　内頸動脈系は，内頸動脈がウィリス動脈輪でACAとMCAに分かれる．ACAは前交通動脈で左右をつないだ後，内側線条体動脈などを出しながら，脳梁に沿って前脳梁周囲動脈として内側から外側に枝を出しながら上後方に走る（図4）．MCAは，ウィリス動脈輪の後交通動脈でPCAとつながった後，

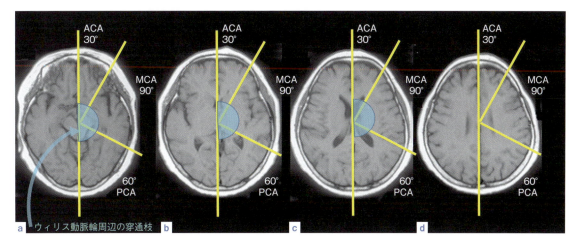

図1 水平断でみる大脳の支配血管（T1強調画像）
a：中脳のレベル，b：松果体のレベル，c：脳梁膨大と体部の中間，d：ハの字のレベル
大脳の血管支配は，下から上のスライスまで外側面は前から30°がACA，その後90°がMCA，後方60°がPCAである．下方の中心部はウィリス動脈輪周辺の穿通枝によって支配されている．

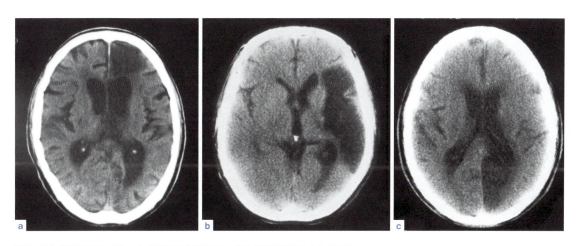

図2 前大脳動脈梗塞（a），中大脳動脈梗塞（b），後大脳動脈梗塞（c）のCT
それぞれ30°，90°，60°の範囲内の梗塞になっている．

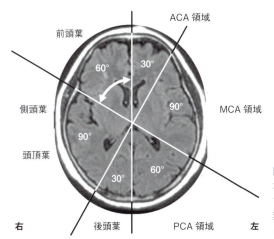

図3 脳梁膨大レベルの血管支配と部位
左側が血管支配で，前方から30°がACA，90°がMCA，後方60°がPCAである．右反対側に線を伸ばすと，おおよそではあるが，前60°が前頭葉，その後ろ90°の脳梁膨大より下が側頭葉，脳梁膨大より上が頭頂葉となり，後ろの30°は後頭葉である．

2 支配血管 51

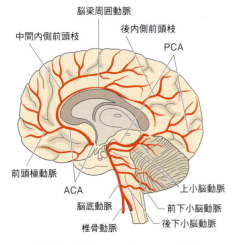

図4 内側面から見た ACA と PCA の走行

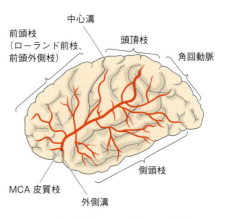

図5 外側面から見た MCA 皮質枝の走行

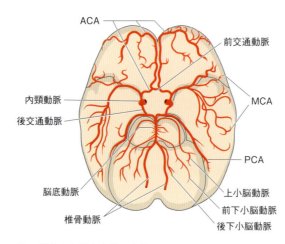

図6 脳底から見た血管の走行

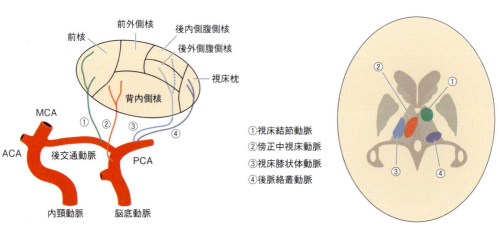

①視床結節動脈
②傍正中視床動脈
③視床膝状体動脈
④後脈絡叢動脈

図7 視床の血管支配

前脈絡叢動脈，外側線条体動脈などの穿通枝を出した後，前頭葉，側頭葉，運動野へのローランド前動脈，頭頂葉などへの枝を出し，外側溝の最後端のところで角回動脈となる（図5）．

2. 椎骨・脳底動脈系

椎骨・脳底動脈系は左右の椎骨動脈が延髄付近で合わさり，脳底動脈になる．脳底動脈は後下小脳動脈，前下小脳動脈，上小脳動脈，さらに橋では橋穿通枝も出している．脳底動脈は上端で左右のPCAに分かれる（図6）．PCAからはウィリス動脈輪を形成する後交通動脈で内頸動脈系とつながり，その後は視床への視床膝状体動脈などの視床穿通枝，側頭葉内側底面への側頭枝，後脈絡叢動脈，後脳梁周囲動脈，後頭葉へ枝を出す．

3. 視床

視床はウィリス動脈輪周辺の血管から分枝し，視床結節動脈が意欲や注意に関連する前核周辺，傍正中視床動脈は記憶などに関連する背内側核周辺，視床膝状体動脈が知覚に関連する後内側腹側核と後外側腹側核，後脈絡叢動脈が視床性失語や視床性半側無視と関連する視床枕を栄養している（図7）．

▶視床結節動脈
tuberothalamic artery

▶傍正中視床動脈
paramedian thalamic artery

▶視床膝状体動脈
thalamogeniculate artery

▶後脈絡叢動脈
posterior choroidal artery

3 運動野・感覚野の見極め方

> **Essence**
> - 運動野と感覚野の同定には**帯状溝辺縁枝**を手がかりにする方法がある．
> - 運動野と感覚野は中心溝を境に **T字** と **逆T字** で向かい合っている．
> - **central knob** は運動野と感覚野に前後して見られる．

　画像所見を見極めるうえで，運動野・感覚野の脳回を同定することは，麻痺の状態などを把握するために重要なことである．本節では詳細な脳回の画像が必要なため MRI の画像を用いて解説する．

1 帯状溝辺縁枝を手がかりとする方法

　運動野・感覚野を同定する方法の1つに，帯状溝辺縁枝を手掛かりとして同定する方法がある（図1）．
　近年，脳画像はコンピュータ画面で見ることが多い．本節ではコンピュータ画面のイメージを用いて運動野・感覚野の同定法を解説する．
　まず，帯状溝のレベル（高さ不明のレベルの中間，図2a）で，左右大脳の内側部に脳回の空間を見つける．これは水平に走る帯状溝の左右に見られる幅広い脳溝の空間であり，画像の中央に T1 強調画像で黒く，T2 強調画像で白く幅のある帯状溝を見つけることができる．その帯状溝の後方に見られる左

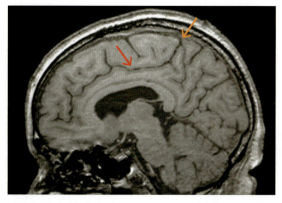

図1 矢状断で見る帯状溝（→）と帯状溝辺縁枝（→）（T1強調画像）

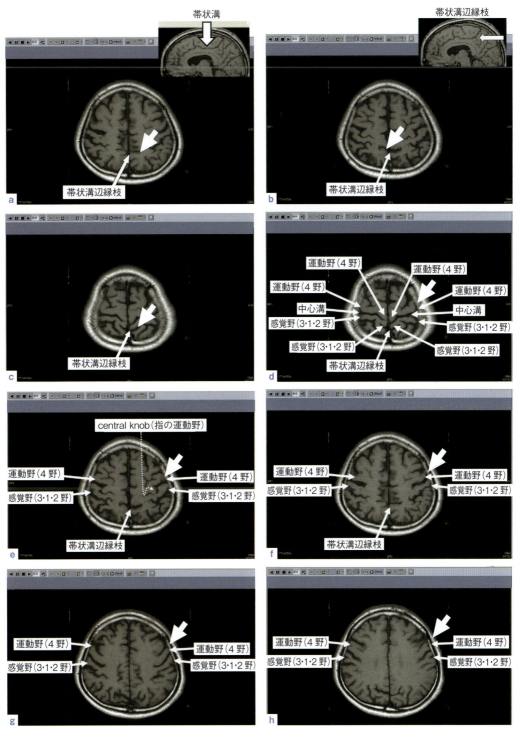

図2 運動野・感覚野の同定のしかた（T1強調画像）（つづく）
- **a**：帯状溝のレベル
- **b**：帯状溝辺縁枝下部・頭頂間溝のレベル
- **c**：中心溝が中央で見えないレベル（帯状溝辺縁枝上部）
- **d**：中心溝が大脳縦裂まで達しているレベル
- **e**：中心溝が中央で見えないレベル・central knob の見えるレベル
- **f**：帯状溝のレベル
- **g**：半卵円中心のレベル（ここではまだ帯状溝が一部見えている）
- **h**：ハの字のレベル

3 運動野・感覚野の見極め方

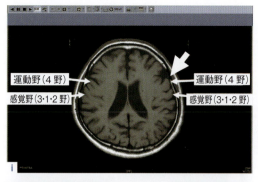
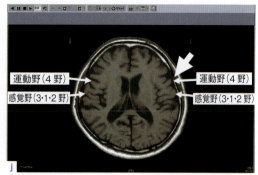
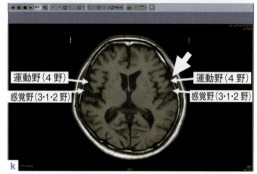

図2（つづき）運動野・感覚野の同定のしかた
i：脳梁体部のレベル
j：脳梁膨大のレベル
k：松果体のレベル

右に深く切れ込む脳溝が帯状溝辺縁枝である．

その帯状溝辺縁枝にコンピュータの矢印を置き，上のスライスに順に上げていき，可能なかぎり一番上のスライスまで追いかける（図2b, c）．一番上のレベルの内側面の頂点では，帯状溝辺縁枝の1つ前の脳回が感覚野（3・1・2野）であり，その前の脳溝が中心溝で，さらにその前の脳回が運動野（4野）となる（図2d）．運動野（4野）の脳回にコンピュータの矢印を置き，次は下のスライスに下げていき，外側面の運動野と感覚野を同定していく（図2d→e→f→g→h→i→j→k）．運動野は上方では90°真横に存在するが，徐々に前方に移動し，脳梁膨大のレベルでは前方から60°くらいに位置するようになる．中心溝と感覚野は運動野を基準にすると同定できる．脳梁膨大のレベルでは外側溝とほぼ一致するレベルになるため，前頭葉後方にある運動野と頭頂葉前方にある感覚野はこのレベルではほぼ見えなくなる．

内側も同様にして同定するが，運動野・感覚野は帯状溝に達する高さまでで，数枚のスライスに限られる．

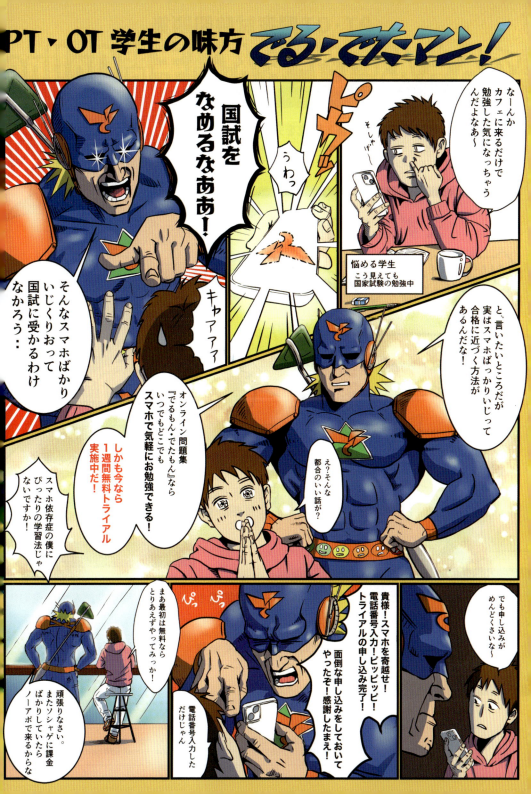

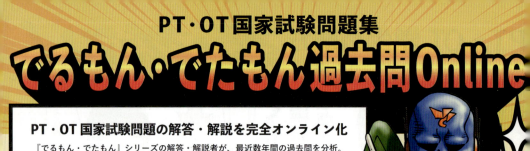

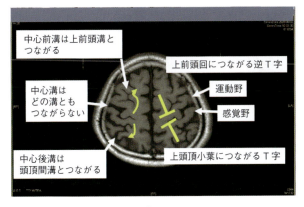

図3 中心溝を境に向き合うT字
運動野は上前頭回とつながり，感覚野は上頭頂小葉とつながるため，T字と逆T字が向かい合っている．

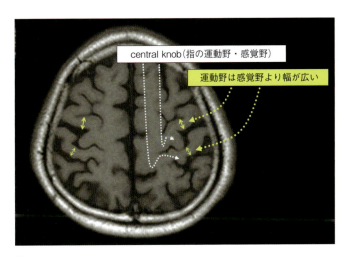

図4 central knob
central knob のふくらみが運動野と感覚野に前後してみられる．運動野では感覚野に比べてやや幅が広い．

❷ 運動野，感覚野を見極める補助的方法

運動野を見極めるためにいくつかの補助的方法がある．

まず，運動野は前方の上前頭回，感覚野は後方の上頭頂小葉とつながっているので，中心溝を境に，アルファベットの「T」の字が逆に向かい合っているような形を呈する（図3）．

さらに，人間はほかの動物に比べて指が発達したことから，指の運動野と感覚野が異常に大きくなっている．中心溝が中央に見えないレベルでは運動野と感覚野の前後に一致した部分に逆Ω字状（Ս）の大きなふくらみが形成されている．これを **central knob** といい，指の運動野と感覚野に一致してみられる（図4）．また運動野が感覚野に比べやや幅が太いのも同定する助け

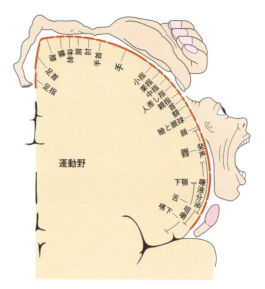

図5 運動野の体部位局在を人間化した図
〔Penfield W, Rasmussen T：The Cerebral Cortex of Man. MacMillan, 1950 より〕

になる．

　運動野と感覚野が同定できれば，ペンフィールド（Penfield）とラスムセン（Rasmussen）による運動野の体部位局在（図5）にあたる皮質部位と体部位との対比を行う．内側部の最も高い位置が殿部にあたり，帯状溝に接しているのが足指で，その間に大腿，下腿，足関節がある．外側には central knob まで内側から順に体幹 → 肩 → 上腕 → 肘 → 前腕 → 手関節 → 手掌 → 小指 → 薬指 → 中指 → 人差し指，親指へと続く．その下は頸部 → 上部顔面 → 下部顔面 → 発声発語器官 → 咀嚼器官となり外側溝に達する．感覚野もほぼ同様な分布である．これを各スライスに反映させたものを図6に示す．

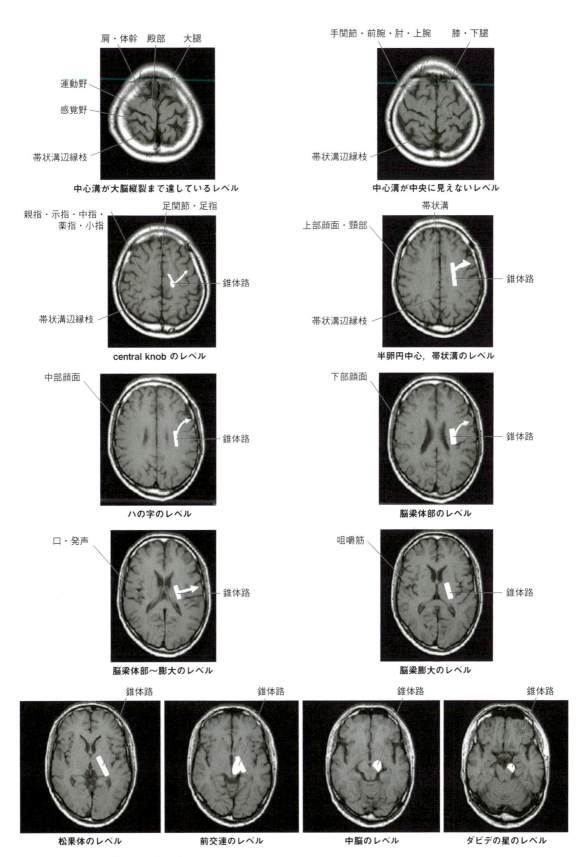

図6 各スライスの運動野の局在と錐体路の経路

3 運動野・感覚野の見極め方

4 言語野の見極め方

> **Essence**
> - ブローカ野は外側溝上行枝から同定する．
> - ウェルニッケ野はヘシュル回を目印に同定する．
> - 縁上回，角回は頭頂間溝から同定する．

▶ブローカ野
Broca area

▶ウェルニッケ野
Wernicke area

　言語に関連する重要な領域として，左大脳半球の前頭葉下部のブローカ野と上側頭回・中側頭回の後半のウェルニッケ野がある．ほかに頭頂葉下部に位置する縁上回・角回も言語に深く関係している（図1）．

1 ブローカ野の同定

　ブローカ野は三角部（ブロードマン45野）と弁蓋部（44野）を中心とした部位である．運動野の口や発声発語筋，咀嚼筋に関連する部位の前方に弁蓋部（44野）が位置し，その前に三角部（45野）がある（図2）．三角部は上方が下前頭溝，下前方が外側溝前枝（水平枝），後方が外側溝上行枝で囲まれている．三角部の前には眼窩部，後には弁蓋部，そしてその後の中心前溝を経て運動野となる．外側溝前枝（水平枝）と中心前溝は浅いが，外側溝上行枝は深く，外側溝深部の前境界溝に達する．

　ブローカ野を見極めるには，水平断の松果体のレベルや脳梁膨大のレベルなど，外側溝に一致したレベルで見極めるとよい（図3）．これらのレベルでは外側溝が深くまで入り込み，被殻の外側部の島回まで深く達し ﾉ\ のような形になっている．この前方の角が外側溝前境界溝であり，後方の角が外側溝後境界溝である．前方の外側溝前境界溝は外に向かって外側溝上行枝となって，**外側面の脳表まで達し逆L字型（ﾍ ﾉ）を呈している**．左大脳半球側の脳表に達した外側溝上行枝の前方が三角部（45野）で，三角部はなかほどに下前頭溝からの下行枝が見えることが多い．幅をもたせて2つくらい前の溝が外側溝前枝であり，その前が眼窩部となる．

　外側溝上行枝のすぐ後方には弁蓋部（44野）があり，その後方に中心前溝を経て運動野（4野），感覚野（3・1・2野）に続く．この三角部，弁蓋部がブローカ野にあたる．

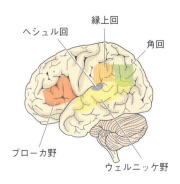

図1 言語機能に関連する主な領域
ウェルニッケ野は広範囲で角回の一部も含む．

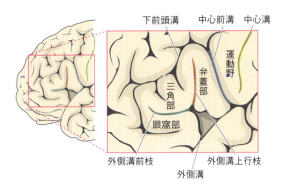

図2 外側面から見たブローカ野

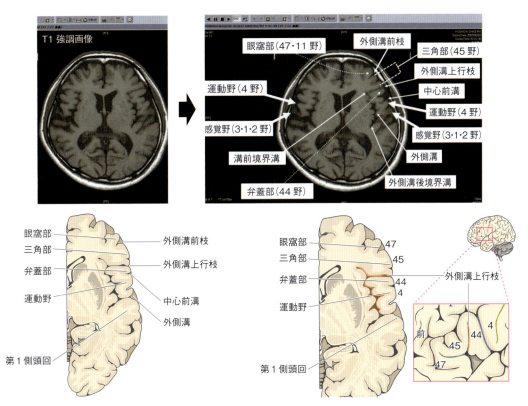

図3 ブローカ野の同定
外側溝上行枝から同定する．外側溝上行枝の前が三角部（45野），後方が弁蓋部（44野）である．

❷ ウェルニッケ野の同定

　ウェルニッケ野はブローカ野の同定に用いたスライスの1つ下くらいの松果体のレベルやモンロー孔のレベルで同定するとよい（図4）．

　内包後脚の後方で，側脳室の後方外側付近から斜め前方に向かって，外側溝後境界溝に沿って，まっすぐに伸びている白質がみられる．これが耳から音を伝える聴放線で，その先端の外側面に到達した脳回が第一次聴覚野であ

4　言語野の見極め方　61

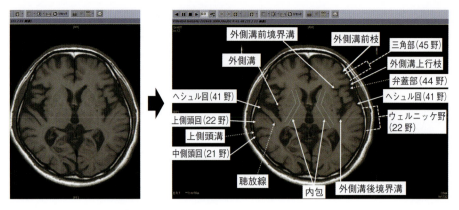

図4 ウェルニッケ野の同定のしかた（T1強調画像）
ヘシュル回を目印に，その前後にウェルニッケ野が広がる．

▶ヘシュル回
Heschl's gyri

るヘシュル回である．このヘシュル回の前後がウェルニッケ野(22野)になる．ウェルニッケ野は後方ではその上下のスライスで同じ場所に認められる．

③ 頭頂間溝から同定する頭頂葉

　頭頂間溝は頭頂葉の外側面の中央にあり，上頭頂小葉と下頭頂小葉を分ける溝である．帯状溝のレベル（高さ不明のレベルの中央），あるいは中心溝が中央に見えないレベル，central knobの見えるレベル（高さ不明のレベルの高い位置）で，感覚野の後方にある中心後溝が頭頂間溝につながるレベルを見つける（図5）．この中心後溝と頭頂間溝にはさまれた部位が縁上回(40野)と角回(39野)が合わさった下頭頂小葉である．縁上回と角回の明確な境目はなく前方が縁上回，後方が角回である．下方に行くと頭頂間溝は見えないが，中心後溝を頼りに同定できる．また，下方に行くと内側後方に頭頂葉と後頭葉を分ける頭頂後頭溝が深く切れ込んでいる．脳梁体部のレベルと脳梁膨大部のレベルでは，脳室のカーブに沿って後方に延長した部位が角回にあたる．

　下方のスライスからは，ヘシュル回が同定できるスライスを目印にする．縁上回はヘシュル回の上方のスライスの同じ角度の場所に位置し，頭頂間溝までの間として同定できる．

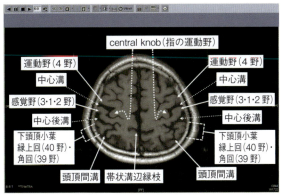

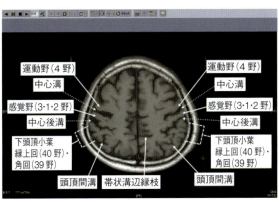
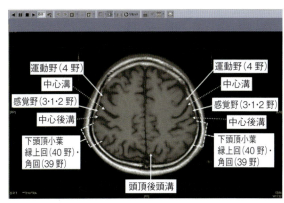

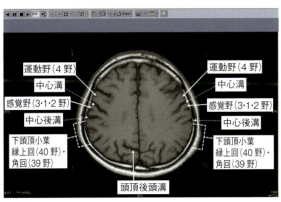
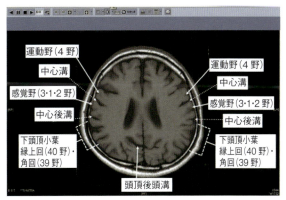

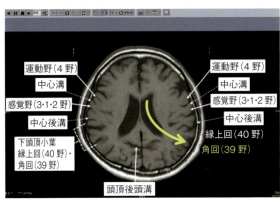
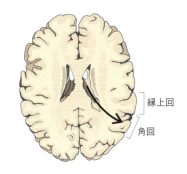

図5 頭頂間溝から縁上回，角回の同定（T1強調画像）

4 言語野の見極め方 63

第4章

脳の機能局在

1 前頭葉

> **Essence**
> - 運動野（4野）は，運動神経（錐体路）の出発点である．
> - 運動前野（6野）は，運動野に送る運動のプログラムをつかさどる．
> - 補足運動野（6〜8野）は運動や感情のスイッチ ON-OFF の役割を果たす．
> - 前頭前野（8・9・10・11・12・44・45・46・47野）は，注意，推理，判断，創造，想像，性格，遂行機能，作業記憶と関連している．

　本章では，第3章図49「OMLより15°後傾したCT上でのブロードマン領野とその血管支配領域」（→42頁）を随時振り返りながら各領野がつかさどる機能の理解を深めてほしい．

1 運動野（4野）

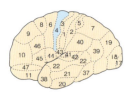
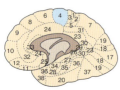
運動野

　中心溝の前の中心前回（4野）は運動野といわれ，運動神経（錐体路）の出発点である．運動野の機能局在については，大脳縦裂側の最も上が股関節付近，内側面に下がるにつれ大腿，膝，下腿，足になり，外側面に行くと体幹，肩，上腕，前腕，小指から親指へ，上部顔面から口，舌，喉になる（→58頁）．この部位はピアニストの演奏やフィギュアスケートの演技などの習熟した運動記憶をつかさどる場所である．つまり，繰り返し練習・訓練された運動記憶などの手続き記憶を支配する場所である．

　ピアノやバイオリンなどを演奏するときに経験するが，いったん楽譜を覚えてしまえば，非常に細かな速い運動でも可能となるような，巧緻性を伴う運動はこの部分がつかさどっている．

2 運動前野（6野）

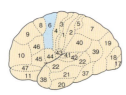
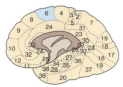
運動前野

　6野は4野に送る運動のプログラムを実行するといわれている．プログラムを行う部位は4野の機能局在と対応しており，たとえば4野の足の前では足に関するプログラムを，4野の手指の前では手指の運動プログラムをする．そのため，手指の前あたりの6野の損傷では手指失行，顔面の前の損傷であれば頬-顔面失行，内側面の足の前の損傷では歩行失行が出現しやすい．

6野がつかさどる特徴的な動きとして，新しい動作を試みるときなどに常にフィードバックを必要とする**巧緻動作**がある．この動きは，6・8野と4野，小脳，赤核など多くの部位が関連する．そのため，6野は巧緻動作，協調動作，熟練動作の学習にも関与する．この部位は筋緊張の制御も行うと考えられており，痙縮などと関連する．

③ 補足運動野（6〜8野にかけて）

この部位の機能として，運動や感情を開始させるか，持続させるか，止めるかなど，運動・感情のスイッチのON-OFFのはたらきがあるとされる．そのため，ここを損傷すると運動開始困難や運動持続困難，あるいは逆に運動が持続される保続が生じ，それに関連する種々の症状が出現する．

損傷した場合，**運動持続困難症**や**感情易変容**などが生じることがある．

1. 運動持続困難症

短時間であれば，目を閉じたり口を開けたりできるが，その状態を持続できない状態をいう．10秒間目を閉じた後に，10秒間口を開かせる検査などで判定する．

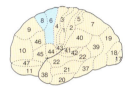

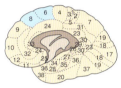

補足運動野

2. 感情易変容

右半球で強いが，自発性が低下し，種々の訴えが多く，行動上耐久力がなく，ちょっとした刺激で興奮しやすく，情動失禁的な色彩をもつ．

また，大脳の損傷側とは反対側の空間または身体動作に対する反応性の低下や，自発動作の欠如から，運動性半側無視などの症状が出現することがある．重度になると無動・無言の状態となる．

▶運動持続困難症
motor impersistence

▶感情易変容
emotional impersistence

▶運動性半側無視
motor hemineglect

▶無動・無言
akinesia & mute

このように，運動無視では，意識すると使え，無意識だと忘れるというように自動性・意図性の解離現象がみられる．頻度は右半球損傷のほうが左半球損傷に比べて高い．

3. 磁石歩行

歩行動作では，運動の開始困難から**磁石歩行**という特異的なものもある．

磁石歩行とはあたかも磁石で地面に貼り付いたように，なかなか動かない歩行を言う．

▶磁石歩行
magnetic gait

言語障害では，発語の開始困難から，重度になると無言や全失語様になることがある．また次第に復唱ができるようになり超皮質性運動失語を呈することもある．この超皮質性運動失語は，自発語は少なく，1つひとつの音は流暢で，復唱は良好であるが，語想起は高度に障害されているという特徴をもつ．

神経学的所見では，**把握反射**や**病的把握現象**などがみられる．

▶超皮質性運動失語
transcortical motor aphasia；TCM

4. 把握反射

手のひらを指先の方向に触れると握る反射をいう．原始反射の一種で，握るというスイッチが入り続ける現象である．

5. 病的把握現象

把握反射に加え，握りやすい対象物を手に近づけると追いかける．また，握ったものを離そうとするとさらに強く握ろうとする現象である．

6. 道具の強迫的使用

また，身近な道具を近くに置いたり，触れさせたりすると，口頭で止めるように注意してもその道具を使ってしまう**道具の強迫的使用**などもみられることがある．

8野に比較的特異的な機能としては，刺激のある方向に眼や頭を向けるようにはたらき，自分に近寄ってくる危険から回避することに関与する機能がある．

4 前頭前野

1. 前頭前野の範囲と機能

前頭前野の範囲は広く，8・9・10・11・12・44・45・46・47野までを指すことが多い．

この部位はヒトの高次脳機能の最高中枢と考えられ，注意，推理，判断，創造，想像，性格，遂行機能，作業記憶などと関連している．そのため，損傷を受けると抽象的なことができない，計画行動ができない，試行錯誤ができない，時間を調整した行動ができない，多様な処理を同時にできないなどの症状が生じる．

しかし，この部位では，部分的に損傷されても症状が出なかったり，行動的な異常は出なかったりする場合が多い．このように，前頭前野病変に特異的な症候が出現するのか，その行為障害には局在症状があるのかなど，まだ解明されていない問題が多い．

いわゆる前頭前野障害としては表のようなものがあげられている（表1）．
前頭前野の機能やその障害には以下のようなものがある．

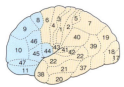

前頭前野

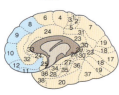

▶作業記憶
working memory

2. 作業記憶（46野）

作業記憶は，言語理解，学習，推理など複雑な認知作業に必要な情報の一時貯蔵およびこれら情報の処理を担当する大脳システムで，その時々の作業を実行する記憶である[1]．

作業記憶は，視覚や聴覚的データをしばらく記憶にとどめておき，環境や文脈，長期記憶などさまざまなものを活用しながら作業や課題を遂行する間はたらいている．そして実行されればその作業記憶はリセットされ，記憶からなくなる．

たとえば，英語を聞いて理解するときに，最後まで聞かなければわからないことがある．その際，前の文章を判断できるまでしばらくの間覚えているときには作業記憶がはたらいている．また，電話をかける際に，どこまで番号を押したかを記憶するときにもはたらいている．英語が理解でき，また電話番号が押せた後は，その記憶が消え去りリセットされる．このような短時

表1 前頭前野障害

①作業記憶障害
②遂行機能障害（目標設定障害，行動計画障害，計画実行障害，効率的作業遂行障害）
③2種類以上の刺激から1つを選択する機能障害
④強迫的行動，反響的行為，模倣行動
⑤外的刺激による自動性の亢進（環境依存症候群など）
⑥内的刺激による自動性の亢進（記憶に依存して行動して制御ができないなど）
⑦ほかの認知行動障害
　・前頭葉性行動障害（目標を喪失した行動，危険な行動など）
　・記憶と言語の障害（前頭葉性記憶障害，展望記憶障害など）
　・発散性・発動性障害（発散性・発動性障害，無動，無言，衝動的，過敏性）
　・性格変化（表2）
　・注意覚醒，推理，判断，想像，創造機能などの障害
⑧道徳的行動障害

間の作業に必要な記憶である．

単なる短期記憶ではなく，その作業をしている間は貯めておいて判断するための記憶である．

この作業記憶を行う部位として46野を中心とした領野があげられる．

3. 遂行機能

これは言語，行為，対象の認知，記憶など，ある程度独立性をもった高次脳機能を制御して統合する「より高次の」機能で，日常生活のさまざまな場面において生じる問題や課題に対して適切に反応し，それらをうまく解決していく能力である．

遂行機能障害は，このように自ら目標を定め，計画性をもち，必要な方略を適宜用いて同時進行で起こるさまざまな出来事を処理し，自己と周囲の関係に配慮し，長期的な展望で，持続性をもって行動する前頭前野および脳全体の機能の障害を指す．遂行機能は単一な機能ではなく，目標に到達するための認知機能の柔軟性，必要な情報と反応を選択する集中力ないしは選択的注意，自ら方略を見出し柔軟な思考で多くの要素を抽出する発散性思考ないしは流暢性などの機能も用いられている．

4. 2種類以上の刺激から1つを選択する機能

8野近傍には単一の刺激では動かないが，2種類以上の刺激が同時にはたらくと動く神経がある．前頭葉外側面の機能であり，多くの複雑な要素をもつもののなかからある条件に適合するものを選ぶときなどに関与すると考えられている．たくさんのなかから1つを選び出すというような日常生活上の判断がここで行われている．この機能の検査としてストループ課題，ウィスコンシン・カード・ソーティング・テスト（図1）などがある．

5. 強迫的行動，反響的行為，模倣行動

それぞれ以下に示す．

1) 強迫的行動

一定の刺激により誘発され，患者自身の自由意志では止まらないような

▶遂行機能
executive function

▶ストループ課題　modified Stroop task. 視覚的に誘発されやすい反応を抑え，指示のあった反応を求める抑制課題．被検者は書かれている文字の色を答えるように指示される．文字の意味がその色と関係があって，不一致の場合（たとえば黄色の文字で「赤」と書いてある場合），一致する場合よりも答えるのに時間がかかる．

▶ウィスコンシン・カード・ソーティングテスト
Wisconsin card sorting test；WCST

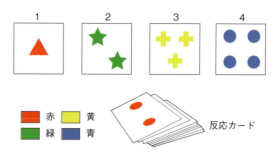

図1 ウィスコンシン・カード・ソーティング・テスト
赤，緑，黄，青の1〜4個の三角形，星型，十字型，丸からなる図形カードを示して，検者は，被検者に対して色・形・数のうち1つの分類に従って，1枚ずつカードを示す．正しいか間違っているかだけを検者は答え，被検者がどの分類に従ったか類推し，反応カードを示して被検者の反応をみる検査．

行動．

2）反響的行為

▶反響的行為
echopraxia

自動的・反射的に行為を模倣する．模倣を禁止しても行為は持続する．

3）模倣行動

▶模倣行動
imitation behavior

「模倣しなさい」という指示がなくても模倣する．患者は模倣すべきだと思っている．「模倣しなくてよい」との指示で中断できる．

これらの現症に類似するものとして，言語をオウム返しに繰り返す**反響言語**，言語応答が止まらない**強迫的言語応答**，読み出したら止まらない**強迫的音読**，「犬も歩けば」と言うと勝手に「棒に当たる」というようなことわざの**補完現象**などがある．

6. 外的刺激による自動性の亢進

これには**環境依存症候群**などがある．トイレが視野に入れば，用を足したばかりでも何度もトイレに入ろうとしたり，ベッドがあると自分の部屋でもないのに寝たりするといったような行動である．これは視覚，聴覚，体性感覚から入ってくる外的刺激で自動性が亢進することにより生じると考えられている．責任部位として下部前頭前野が考えられている．

7. 内的刺激による自動性の亢進

雨が降っていても庭を掃除したり水をまいたりする**状況判断能力の障害**や，退職しているのに毎日決まった時間に出勤する**記憶の障害**（記憶依存行動），受診日の前夜から準備して出ようとする**予定の理解能力や計画行動の能力の障害**，人の意見や説得をまったく受け入れない**説得される能力の障害**などの行動障害がある．これらは脳内から生じる内的刺激に対する自動性の亢進と考えられる．責任部位として前頭葉の内側〜底部が考えられている．

8. その他の認知行動障害

人の行動は多彩で，未来を予想することもある．この制御は目標への思考と行動を協調させて行われており，前頭前野が行っていると考えられる．

認知行動障害には，①前頭葉性行動障害（目標を喪失した行動，反復・繰り返

表2 認知行動障害の例

・熟慮しない物事の決定	・決断力の不足	・思考の欠落
・順応性の欠如	・抽象的思考の欠如	・不適切な調整
・自己修正の欠落	・未熟な行動	・手抜き思考・行動
・感情の平板化	・多幸	・易怒性
・機転の利かない行動	・本題からの逸脱	・冗舌，多弁
・やる気がない	・探索する努力の欠如	・精神的努力の不足
・自分の立場をかえりみない	・常識的行動からの逸脱	・道徳的行為の欠如

〔Rodger LI, Fussey I（eds）：Cognitive Rehabilitation in Perspective, Taylor & Francis, London, 1990 より改変〕

し行動，計画性のない行動，危険な行動），②記憶と言語の障害〔作業記憶の障害，前頭葉性（長期）記憶障害および展望記憶障害，前頭葉性言語障害〕，③発散性・発動性の障害（流暢・発散性能力と流動性知能の障害，発動性障害）などが出現する．

前頭葉障害により行動異常，情報処理過程変化が生じ，いわゆる性格変化ともとらえられる認知行動障害をきたすことがある（表2）．

前頭葉の損傷による知的機能障害の傾向として，注意覚醒，推理，判断，想像，創造機能の障害を伴うことが多く，日常生活のさまざまな場面で支障をきたす．したがって，前頭前野病変による行為障害は，日常場面での異常を観察し，把握反射などを参考に，視覚，聴覚，体性感覚刺激に対する反応や注意障害の有無をみる必要がある．

9. 道徳的行動障害（眼窩回11・12野，下前頭前野47野）

11・12・47野を中心とする前頭葉眼窩部の損傷では，通常の前頭葉機能検査では異常を示さないが，失職，借金，薬物乱用，不適切情動，不道徳などの社会的行動障害が生じることがある．この部位に特異的な検査として，ギャンブリング課題がある．47野はモラルに関与しているともいわれている．

また，内臓自律神経系が一部ここへ投写する．感情と胃潰瘍，過敏性大腸症は関与があるのかもしれない．

> **ギャンブリング課題**
> gambling task. 4つのカードの山（2つはハイリスク・ハイリターン，残りの2つはローリスク・ローリターン）から自由にカードを引き，できるだけ持ち金を増やすという課題．

⑤ 中心前回下部皮質下と弁蓋部（44野），三角部（45野）

広義には前頭前野に入るかもしれないが，特に左側のこの部位は言語機能にかかわる重要な部位である．中心前回下部皮質下は，音韻の組み立てなどに関与し，運動野下部の発声にかかわる運動神経につながり言語の流暢性を反映する部位である．この部位に限局した損傷で発語失行が生じることがある．この部位を含み，内言語障害が伴うことで**ブローカ失語**などの非流暢性失語となる．この部位を含まなければ前方損傷でも流暢性失語になる可能性がある．

44・45野のいわゆるブローカ領域の限局性損傷では，発話は流暢で構音も正常ないわゆるブローカ失語が生じないこともあり，喚語困難は伴うが復

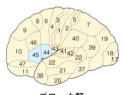

ブローカ野

▶発語失行
apraxia of speech

唱は良好で，書字障害や文章の理解障害のある失語症となることもある．

❻ 前帯状回（33野）

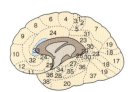
前帯状回

損傷により尿失禁が生じる部位ともいわれ，排尿中枢の1つである．

❼ 帯状回（24・32野）

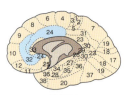
帯状回

即時記憶から長期記憶に保存される途中の中間期記憶に関連する部位であり，損傷によって新しい出来事が記憶できずに損傷以降の記憶が困難となる前向性健忘を示す．

❽ 膝下野（25野）

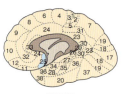
膝下野

大脳内の嗅覚の中枢．うつ病と関連している．

文献
1) Baddeley AD, Hitch GJ：Working Memory. In Bower GA（ed）：Recent advances in learning and motivation. Vol. 8, pp. 47-90, Academic Press, New York, 1974
2) 清水一，千島亮，原寛美，他（訳）：認知障害のリハビリテーション，p195，医歯薬出版，1998／Rodger LI, Fussey I（eds）：Cognitive Rehabilitation in Perspective, Taylor & Francis, London, 1990

2 頭頂葉

> **Essence**
> - 体性感覚野（3・1・2野）は，表在感覚や深部感覚の体性感覚をつかさどる．
> - 上頭頂小葉（5・7野）は，体性感覚の0.5～1.0秒以内の短期記憶に関与する．
> - 角回（39野）損傷では，左右失認，手指失認，失算，失書の4つの症状が重なって現れることがあり，これをゲルストマン症候群という．

1 体性感覚野（3・1・2野）

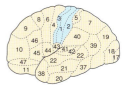

体性感覚野

▶後外側腹側核
ventral posterior lateral nucleus；VPL
▶後内側腹側核
ventral posterior medial nucleus；VPM

表在感覚，深部感覚の体性感覚をつかさどる．微細な感覚の違いや対象物間の類似の認識，強さの異なる刺激の認識など，より高次な感覚の認識を担う．

体幹四肢の体性感覚は，視床の後外側腹側核より投射を受け，顔面・舌の感覚は後内側腹側核より投射される．

手足などの分布は運動野とほぼ同じである．したがって，足の運動野の後ろに足の感覚野があり，手の運動野の後ろに手の感覚野があるというように前後で対をなして分布している（図1）．

2 味覚皮質（43野）

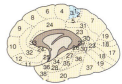

味覚皮質

味覚に関与する皮質であり，両側性に損傷されないと味覚障害が生じにくい．

3 上頭頂小葉（5・7野）

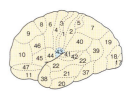

上頭頂小葉

▶肢節運動失行
limb-kinetic apraxia

体性感覚の0.5～1.0秒以内の短期記憶に関与する．

損傷により肢節運動失行，観念運動失行，観念失行，半側無視，病態失認，着衣失行，立体覚障害など多彩な失行・失認が生じる．

1. 肢節運動失行

肢節運動失行は，ボタンを留める，手袋をはめるなどの動作がぎこちなく，

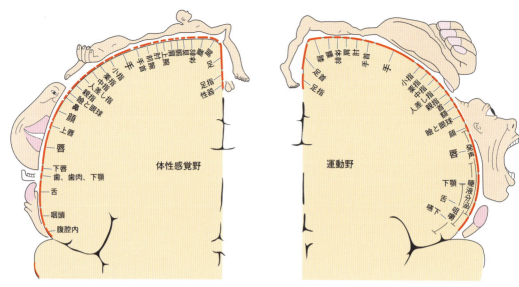

図1 体性感覚野と運動野の皮質での分布
中心後回（体性感覚野）と中心前回（運動野）で対をなしている．
(Penfield W, Rasmussen T：The cerebral Cortex of Man. MacMillan, 1950 より改変)

表1 肢節運動失行のスクリーニング

① 親指と人差し指でリング（1・2指リング）
② 親指と小指でリング（1・5指リング）
③ キツネの指（1・3・4指リング）
④ グー，チョキ，パー

表2 観念運動失行のスクリーニング
（物品や道具を用いない）

① 「さよなら」と手を振って下さい．
② 「おいでおいで」の手招きをして下さい．
③ 警察官の敬礼をして下さい．
④ 「しーっ」と静かにさせるまねをして下さい．
⑤ 歯ブラシで歯をみがくまねをして下さい．
⑥ 櫛で髪の毛をとかすまねをして下さい．
⑦ 鍵を持ってドアに鍵をかけるまねをして下さい．
⑧ 金づちで釘を打つまねをして下さい．

熟練性がなくなり，運動麻痺や感覚麻痺では説明ができないもの（表1）．自発運動，模倣動作，道具使用のいずれにおいても拙劣さが認められる．中心前回・中心後回近傍の損傷でみられる．

2. 観念運動失行

▶観念運動失行
ideomotor apraxia

自発的な運動はできるが，口頭指示・模倣による習慣的な運動や簡単な動作ができないもの（表2）．指示されたときの意図性，自発的にできる随意性の解離がみられる．物品や道具を使わないで検査を行う．

3. 観念失行

▶観念失行
ideational apraxia

使用する道具や物品が何であるかわかっているが，日常使用している道具や物品の使用や操作ができない，あるいは系列的動作ができないもの（表3）．そして，その動作が運動障害や感覚障害で説明ができないもの．

表3 観念失行のスクリーニング
（道具を実際に使用させる）

①実際に鉛筆を持たせて，字を書かせる．
②紙をはさみで切らせる．
③水の入ったポットと，茶の葉の入った茶筒と，湯飲みを渡し，「お茶を入れてください」と指示して行わせる．

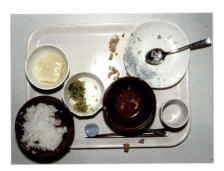

図2 食事動作における半側空間無視
食事では右半分だけ食べて，左側は残してしまう．
〔前田眞治：老人のリハビリテーション第9版．p154，医学書院，2022より〕

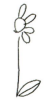

図3 模写試験
上の花を下に模写させると，左側を無視して右側だけしか描かない．
〔前田眞治：老人のリハビリテーション第9版．p156，医学書院，2022より〕

4. 半側無視（半側空間無視）

損傷大脳半球と反対側の刺激に気がついたり，反応したり，その方向に向いたりすることが障害されている病態である（図2，3）．頻度は右半球損傷による左半側無視が多く，急性期で70～80%，慢性期で40%程度である．左半球損傷による右半側無視は急性期に生じることがある．

この半側空間無視の検査にはBIT日本版が用いられることが多い．

5. 病態失認

実際に病気である自分の症状を認めない．麻痺していても動けると言い，実際に動こうとする症状である．右大脳損傷による自分の左半身麻痺に対する病態失認が急性期に多い．

6. 着衣失行

衣服であるということはわかるのに，着ることができない状態で，運動・感覚麻痺では説明困難なもの．衣服の形状の認識や衣服と身体の位置関係の把握障害など多彩な障害が関与している．

7. その他の機能

左半球の頭頂間溝周辺では，頭頂葉性の**失書**が生じることが知られている．

7野の損傷では，騒音のなかで人と話ができるような**選択的注意集中力**の障害が生じることがあり，さらに写真や情景を見て，同時に行っている動作などを1つひとつ分けてみることができず，一部のものしか認識できない**同時失認**などが生じる．

また内側面では，その場所で見渡すことができなくても，どちらの方向に行けば目的地にたどりつくことができるかがわかるような地理的能力に関与している．右後頭頂領域（7野内側面）と脳梁膨大後部領域の損傷で，**地理的方向定位障害（道順障害）**が生じる．

▶半側無視
hemineglect

▶半側空間無視
unilateral spacial neglect；USN

▶BIT
behavioural inattention test

▶病態失認
anosognosia

▶着衣失行
dressing apraxia

▶選択的注意集中力
selective attention

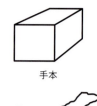
手本

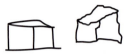
左半球障害

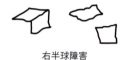
右半球障害

図4 左半球障害と右半球障害による構成失行の特徴の違い
〔前田眞治：老人のリハビリテーション第9版．p171，医学書院，2022より〕

4 下頭頂小葉：角回（39野），縁上回（40野）

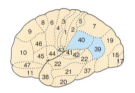

下頭頂小葉：縁上回，角回

1．角回

空間操作機能の障害がみられ，構成能力の低下から**構成失行**がみられる．左半球損傷では，形態の大枠はよいものの，細部の脱落または貧困化があり，右半球損傷では，細部は比較的よいが全体的に位置関係を誤るといった特徴の違いがみられる（図4）．

さらに，**計算能力障害**もみられる．左半球損傷では，繰り上げや繰り下げの間違い，加減算や数字の操作能力そのものの障害が目立つ．右半球損傷では，左側の見落としと，位取りの誤りによる計算障害が多い．

特に角回付近の損傷では，①左右失認（身体内の方向障害），②手指失認（限局した身体部位の失認），③失算（数字の操作障害），④失書（失語の一症状）というように，この部位の症状が重なり合うことがあり，この4つの症状をもつのが**ゲルストマン症候群**である．しかし同時に4つの症状が出現する頻度は低い．

▶ゲルストマン症候群
Gerstmann syndrome

2．縁上回

左縁上回周辺では内言語操作の重要な部位であり，損傷を受けると喚語困難や文章の理解障害，統文能力の障害がみられる．

3 後頭葉

> **Essence**
> - 一次視覚野（17 野）では，前方が周辺視野，後方が中心視野，鳥距溝上方が下方視野，鳥距溝下方が上方視野になる．
> - 視覚連合野（18・19 野）は視覚像を認識する部位であり，色，形，大きさなどの視覚認識機能がある．

　後頭葉と頭頂葉の境界は外側面では明確ではないが，内側面では**頭頂後頭溝**ではっきり分けられる．頭頂後頭溝から後方に**鳥距溝**がつながり，その周囲が一次視覚野（17 野）となる（図 1）．

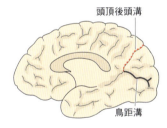

図 1　頭頂後頭溝と鳥距溝

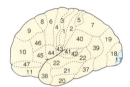

一次視覚野

1　一次視覚野（17 野）

　右視野は左脳に，左視野は右脳に入る．皮質の損傷では損傷側と反対側の**同名半盲**が生じる．17 野の前方が周辺視野，後方が中心視野，鳥距溝上方が下方視野，鳥距溝下方が上方視野になる．鳥距溝の上方損傷では下方 1/4 盲が，下方損傷では上方 1/4 盲が生じる．

> **同名半盲**　両眼の左右同側に視野の欠損があること．

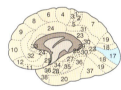

2　視覚連合野（18・19 野）

　視覚像の認識をする部位であり，色，形，大きさなどさまざまな視覚認識機能がある．

1．視覚性錯覚

　変形して見えたり（変形視），実際より大きく見えたり（巨大視），小さく見えたり（微小視）する．また，未熟なぼやっとした形の幻視が盲の部分など

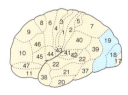

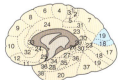

視覚連合野

表1 視知覚障害のまとめ

1. 明暗，色彩，広がり，深さ，運動などがすべてわからない要素性視知覚喪失
2. 統覚型視覚失認（対象を1つのまとまりとして把握できない．形態の模写ができない）
   - 色彩知覚の消失（大脳性色覚異常：両側損傷，一側性大脳性色覚異常：反対側損傷）
   - 運動知覚の消失（運動盲）
   - 深さ知覚の消失（立体視障害）
3. 連合型視覚失認
   明暗，色彩，広がり，深さ，運動などはわかり，物体・画像・相貌・文字などの形態の模写ができるのにその物体が何であるかわからない連合型視覚失認．責任病巣として両側後頭側頭葉病巣（紡錘状回・舌状回）が考えられる．
4. カテゴリー特異性連合型視覚失認
   要素性視知覚も形態の視認知も可能であるが，物体・画像・相貌・文字などの特定のカテゴリーの形態認知が不可能なもの
   - 物体：物体失認
   - 画像：画像失認，同時失認
   - 顔：相貌失認
   - 色彩：色彩失認，色彩呼称障害
   - 風景：地誌的記憶障害
   - 文字：純粋失読

に出現することがある．

2. 視覚失認

▶視覚失認
visual agnosia

視覚像の認識機能が障害されると視覚失認が生じる．失認が視覚的対象に生じたもので，聴いたり触れたりすれば認識できる．

視知覚障害のまとめを表1に示す．

(1) 物体失認

▶物体失認
object agnosia

物品の視覚的失認で，見てもその物品が何であるかわからないが触るとわかる．時計を見た場合，止まっていると何であるかわからないが，秒針が動いていれば時計と認識できることもある．

(2) 画像失認

▶画像失認
picture agnosia

図形，絵画，写真，標識などの認知障害で，見ても画像の説明を正しくすることができない．

(3) 同時失認

複数の対象物が写っている写真や情況画で，個々の対象物の説明はできても一緒に説明することができない．

(4) 相貌失認

▶相貌失認
prosopagnosia

人の顔を見ても区別がつかないが，声を聴くとわかる．以前から知っている人（既知顔貌）の顔がわからないものと，新たに出会った人の顔（未知顔貌）が覚えられないものがある．右後頭葉・側頭葉内側下面で優位に出現するが，両側であれば症状は重度で持続的になる．

▶色彩失認
color agnosia

(5) 色彩失認

色そのものがわからない．白黒濃淡のみ認識できる状態になることもある．**色彩呼称障害**という症状もある．

> **色彩呼称障害** 色はわかっていても，色の名称とつながらず，色の名前が言えない．失語症と関連する症状とも解釈できる．損傷部位は左側の後頭葉・側頭葉下面．

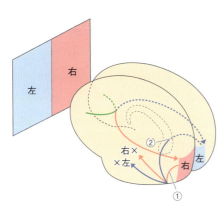

図2 純粋失読発症のメカニズム

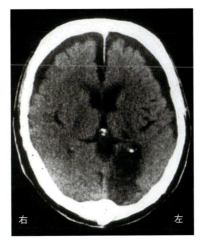

図3 左後大脳動脈梗塞（CT）に伴う純粋失読

(6) 地誌的記憶障害 （➡82頁）

現在見ている風景を，これまでに見た景色の記憶と照合できない（街並失認）．よく知っている道路や場所を認知できなくなる障害（損傷部位は右半球海馬傍回）．

頭頂葉内側面損傷で生じる地理的方向定位障害（道順障害）とは病巣が異なる．

▶地誌的記憶障害
topographical memory-loss

(7) 純粋失読

右視野から入力された文字画像は左後頭葉に入り，それから左側の言語脳に伝えられ文字が認識される（図2①）．左視野から入力された文字は右後頭葉に入った後，脳梁を介して左脳言語野に入り認識される（図2②）．左後頭葉（17・18・19野）と脳梁に損傷が生じれば，両者の経路が断たれ，右視野からも左視野からも言語脳に届かず，文字が読めなくなる（図2, 3）．目で見た文字は読めないが，手でなぞるとわかる．聴いたり，言ったり，書いたりすることは正常である．

▶純粋失読
pure alexia

(8) バリント症候群

以下の3症状を呈し，両側後頭葉障害で出現しやすい．

①視覚性注視障害：1時点において1つの物しか認識できない．個々の物はわかるが全体がわからない．
②精神性注視麻痺：眼は動くが，興味の対象に眼を随意的に向けられない．
③視覚性運動失調：手足の麻痺も眼球運動の麻痺もないが，見ている物に手を伸ばすことができない．眼の前の物体をつかめない．

▶バリント症候群
Balint's syndrome

(9) アントン症候群 （視覚に対する病態失認）

両側後頭葉の17野皮質や視放線の損傷で生じる．両眼がまったく見えなくなる（皮質盲）が，自分の盲に気づかず，見えていると主張したり，見えないことに無感知になるもので，視覚に対する病態失認ととらえられる．

▶アントン症候群
Anton-Babinski syndrome

▶皮質盲
cortical blindness

表2 高次脳機能障害と神経心理学的検査

高次脳機能障害	神経心理学的検査
失語症	・標準失語症検査（SLTA；Standard Language Test of Aphasia） ・老研版失語症鑑別診断検査 ・WAB（Western Aphasia Battery）失語症検査
観念失行 構成失行 着衣失行 肢節運動失行 頬-顔面失行	標準高次動作性検査（SPTA；Standard Performance Test for Apraxia）
半側空間無視	・BIT（Behavioural Inattention Test） ・抹消検査，線分2等分試験，模写検査など
視覚失認 相貌失認 聴覚失認	標準高次視知覚検査（VPTA；Visual Perception Test for Agnosia）
注意障害	・CAT（Clinical Assessment for Attention；標準注意検査法） ・TMT（Trail Making Test） ・PASAT（Paced Auditory Serial Addition Test） ・7シリーズ，数唱
記憶障害	・WMS-R（Wechsler Memory Scale-revised；ウェクスラー記憶検査） ・リバーミード行動記憶検査（Rivermead Behavioural Memory Test；RBMT） ・三宅式記銘力検査 ・ベントン視覚記銘検査 ・レイ-オステライト複雑図形
遂行機能障害	・BADS（Behavioural Assessment of the Dysexecutive Syndrome） ・FAB（Frontal Assessment Battery；前頭葉機能検査） ・ストループ課題（modified Stroop Task） ・WCST（Wisconsin Card Sorting Test） ・DEX［Dysexecutive Questionnaire；遂行機能障害の質問票（BADS付録）］ ・Tinkertoy Test
やる気	・Apathy scale

　これまでの1～3節で取り上げた高次脳機能障害に用いる神経心理学的検査を表2に示す．

4 側頭葉

Essence

- ヘシュル回（41・42野）は，**一次聴覚中枢**であり，言語音の認知と把持を行う．
- 聴覚連合野（22・21野）は，左聴覚連合野で，**言語音の認知・弁別**に関与し，ウェルニッケ失語が生じやすい．右聴覚連合野で**環境音の認知**に関与する．
- 下側頭葉（20野）は，**形態視覚，形態認知**に関与する．
- 紡錘状回（37野）は**漢字の選択的中枢**である．損傷により相貌失認が生じる．
- 扁桃体は**情動**の発現にかかわる．

1 ヘシュル回（41・42野）

聴神経が皮質に到達した部位で，音に関する一次聴覚中枢である．言語音の認知と把持を行う．

この部位の損傷では，読み書きや話すことはでき，内言語は温存されているが，聴くことだけができないという**純粋語聾**を呈する．

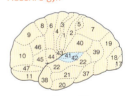

▶ヘシュル回
Heschl's gyri

▶純粋語聾
pure word deafness

2 聴覚連合野（22・21野）

1. 左聴覚連合野

言語音の認知・弁別に関与する．音声・単語の意味解釈を行う．①音響が同じかどうかの弁別（異同弁別），②音韻の分析（音韻の同定），③語が存在するかどうかの分析（語の存在の判断）を行っている．

損傷すると**ウェルニッケ失語**が生じやすい．損傷部位が前方に行くと語レベルを超えた意味理解がなされる．小さな損傷であれば言葉が思い出せなくなる失名詞失語になることもある．

2. 右聴覚連合野

環境音（日常生活音など）の認知を行う．損傷により楽器の音などの音楽を知覚したり，記憶したり，楽しんだり，演奏したりする機能が失われる（失音楽症）．また，リズム感がなくなったり（失リズム），鳥の声など環境音の認知に障害をきたしたりする（聴覚失認）．両側性で出現しやすい．

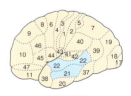

聴覚連合野

ウェルニッケ失語
Wernicke aphasia. 流暢性失語，言語理解力低下，復唱困難，音韻性・意味性錯語が多く，ときにジャーゴンとなる．感覚性失語とも言う．

▶聴覚失認
auditory agnosia

表1 地誌的記憶障害の例

- 駅〜自宅までの道順は，正確に言える．
- 駅〜自宅までの地図は方向もおおよそ合っているように描ける．
- 自宅の間取りも正確に言える．
- 自宅の間取り図も描ける．
- ベッドから離れて違う場所に行ったら，戻れない．
- 自宅内でも屋外でも迷い，目的の場所に到達できない．
- 写真を見ても，自宅内も駅〜自宅までの写真もまったく見たことがないと言う．

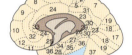
下側頭葉

3 下側頭葉（20野）

後頭葉と関連して，形態視覚，形態認知に関与する．損傷で色覚障害，画像失認，相貌失認などが生じる．

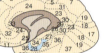
嗅内野

4 嗅内野（28野）

海馬への入出力ゲートで，**エピソード記憶**に関連する．エピソード記憶とは，ある時間，空間に起きた個人の生活史や社会的出来事の記憶である．しばしば感情を伴う．

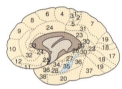
嗅周野

5 嗅周野（35野）

エピソード記憶に関連する．記憶の再認（recognition）．

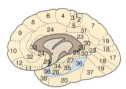
海馬傍回

6 海馬傍回（36野）

記憶の符号化と検索を行う．損傷により**地誌的記憶障害**を生じる（表1）．地誌的記憶障害とは写真を見て，実際に見ている場所と照合することはできるが，昔見た場所の記憶と照合できず，どこであるかがわからない．街並失認とも言う．

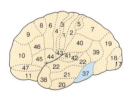
紡錘状回

▶紡錘状回顔領域
fusiform face area；FFA

7 紡錘状回（37野：側頭葉後下部）

左半球では，形から文字を認識する部位であり，漢字の選択的中枢である．この部位の損傷により仮名・漢字を文字とする日本人特有の障害である**漢字の選択的な障害**が生じる．仮名は音韻的に読まれるのに対して，漢字は視覚的に読まれるとされる（図1, 2）．

顔に対して特異的に活動する皮質領域がある（紡錘状回顔領域）．損傷で相貌失認が生じる．

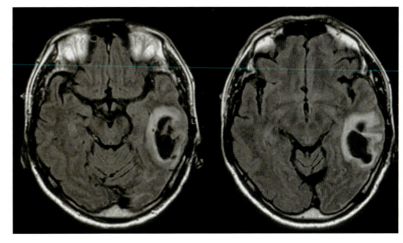

図1 漢字に特異的な失書の例
「眼鏡」「時計」「靴」の書字命令で，カタカナで「メガネ」「トケイ」「クツ」は書けるが，漢字では書けない．

図2 漢字に特異的な失書の病巣（FLAIR 画像）
側頭葉後下端（37 野）に病巣がみられる．

⑧ 側頭葉極（38 野）

人物認知の機能や情動と関連する部位といわれているが，まだはっきりとはわかっていない．

⑨ 扁桃体

側頭葉の皮質下で海馬のすぐ下方にあり，好き嫌い，愛情，憎しみ，怒り，恐れなど**情動**の発現にかかわる．賞罰や報酬などの意味づけ，動機づけなどの形成がなされる．金銭欲，支配欲，名誉欲なども関連する．

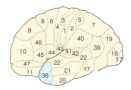

側頭葉極

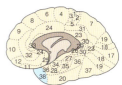

▶**扁桃体**
amygdala

5 その他

> **Essence**
> - 脳梁は左右の大脳を結ぶ線維連絡の場所である．
> - 尾状核は脳幹網様体などの中継核である．
> - 被殻は錐体外路系の中継点であるが，明確な機能はわかっていない．
> - 視床下部，視床は核によってさまざまな機能を有する．

1 島回

▶島回
insular gyrus

島回の関連領域（前頭前野，基底核，頭頂連合野）からの線維連絡を受け，種々の失行に関与する．左脳損傷の場合，言語機能にもかかわるため，喚語困難となる．

2 脳梁

▶脳梁
corpus callosum
▶脳梁離断症状
disconnection syndrome

脳梁は左右の大脳を結ぶ線維連絡の場所であり，損傷すると左右の脳が別々にはたらいているかのような症状が出現する（**脳梁離断症状 表1**）．

この症状は，右半身は言語脳である左脳が支配し，左半身は言語が理解できない右脳とつながっていることから解釈できる．

3 尾状核

▶尾状核
caudate nucleus

脳幹網様体などの中継核で，損傷により覚醒レベルの低下や意欲低下・うつ症状などがみられる．

4 被殻

▶被殻
putamen

被殻は，錐体外路系の中継点であるが，明確な機能はわかっていない．損傷が大きければ，周辺の内包や皮質に影響し，片麻痺や失語症を呈するが，小さい病巣だと無症状のこともある．

表1 脳梁離断症状

- 左視野の物の名前が言えない（左視野の物品呼称障害）
- 左手に触れた物の名前が言えない（左手の触覚性呼称障害）
- 左視野に書かれた文字が読めない（左視野の失読）
- 左手掌に書いた文字が読めない（左手の触覚性失読）
- 左手が言語命令に従わない（口頭命令に対する左手失行）
- 左手で字が書けない（左手の失書）
- 右手で形がうまく描けない（右手の構成障害）

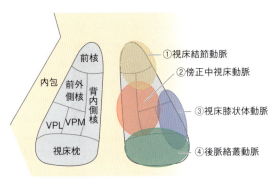

VPL: 後外側腹側核
VPM: 後内側腹側核

図1 視床の核
〔前田眞治：老人のリハビリテーション第9版. p139, 医学書院, 2022より〕

▶視床結節動脈
tuberothalamic artery
▶傍正中視床動脈
paramedian thalamic artery
▶視床膝状体動脈
thalamogeniculate artery
▶後脈絡叢動脈
posterior choroidal artery

5 視床下部

部位ごとに以下の機能がある．
- 背内側核：食欲調節中枢として，食物の摂取を調節する．空腹中枢を含む．
- 腹内側核：食欲調節中枢として，食物の摂取を調節する．満腹中枢を含む．
- 視索前核：性腺刺激ホルモン放出ホルモンの分泌．
- 視索上核：バソプレシンを分泌．飲水量を管理する．
- 後核：交感神経と連絡している．

▶視床下部
hypothalamus

6 視床

視床については，図1のように核を分けてみるとわかりやすい．また視床核と血管支配・機能について表2のようにまとめた．
- 前核：前頭葉と関連（意欲障害など）．
- 背内側核：帯状回と関連（記憶障害など）．
- 前外側核：6野などと関連（錐体外路症状など）．
- 後外側腹側核：3・1・2野上方と関連（体幹・四肢の知覚障害）．

▶視床
thalamus
▶前核
anterior nucleus（A核）
▶背内側核
dorsomedial nucleus（DM核）
▶前外側核
lateral-anterior nucleus（LA核）
▶後外側腹側核
ventral posterolateral nucleus（VPL核）

表2 視床の核の血管支配とその機能

視床核	血管	入力	出力	機能	症状
前核：A	①	乳頭視床束	帯状回皮質	記憶・情動	健忘・自発性低下・見当識障害
背内側核：DM	①②	下視床核	前頭葉眼窩面皮質	記憶・情動	
前腹側核：VA	①	視床束	運動前野	運動の統制	不随意運動
外側腹側核：VL	①③	上小脳脚	運動野皮質	運動の統制	小脳失調
後外側腹側核：VPL	③	脊髄視床路 内側毛帯	四肢の体性感覚野	四肢の体性感覚	体幹・四肢の感覚障害
後内側腹側核：VPM	③	三叉神経視床路	顔の体性感覚野	顔面感覚	顔の感覚障害
正中中心核：CM	②	網様体など	広範皮質	意識活動	意識障害
束傍核：PF	②				
外側膝状体：LGB	④	視索	視覚野皮質	視覚	同名半盲
内側膝状体：MGB	④	下丘腕	聴覚野皮質	聴覚	難聴・聾
視床枕：Pulv	④	上丘，視蓋前野	頭頂・側頭・後頭葉・視覚野	皮質間連絡・膝状体外視覚系	失語・失行・失認

前外側核（LA）は前腹側核（VA）と外側腹側核（VL）からなる．
①視床結節動脈 ②傍正中視床動脈 ③視床膝状体動脈 ④後脈絡叢動脈
〔前田眞治：老人のリハビリテーション第9版．p140，医学書院，2022 より〕

▶後内側腹側核
ventral posteromedial nucleus（VPM 核）

▶視床枕
pulvinar

- 後内側腹側核：3・1・2 野外下方と関連（顔面・舌の知覚障害）．
- 視床枕：頭頂連合野，側頭連合野と関連（視床性失語，視床性半側空間無視）．
- 視床脚：この部位の損傷では，前頭葉下方や側頭葉極に向かう線維が損傷され，すべての脳機能が低下する．

第5章

脳血管障害

1 脳内出血

> **Essence**
> - 画像所見の**経時的変化**を押さえることが大切である．
> - CTでは，病変部位が**白（発症当日）→ 白の周りに黒（発症数日～数週）→ 黒（1か月以上）**に変化する．
> - T1強調画像では，病変部位が**淡い黒～淡い白（発症当日）→ 白の中に淡い黒（リング状）（発症数日～数週）→ 黒（1.5か月以上）**に変化する．
> - T2強調画像とFLAIR画像では，病変部位が**淡い白（発症当日）→ 白の周りに淡い白（発症当日～数週）→ 白（数か月）→ 黒（5～10年）→ 白（それ以上）**に変化する．
> - 出血部位によって，損傷を受ける部位が異なり，出現する症状が変わってくる．

脳内出血の画像所見の経時的変化をモダリティ別に示す（表1）．

1 CT

▶**高吸収域**
high density area；HDA

脳内出血のCTでは，血液のX線透過性の悪さから，血腫が白く（高吸収域）見えてくる．出血の場合，発症直後から病変部位は白く見え，すぐに確定診断が可能である．

数時間～数日経つと，血腫の周りの組織に浮腫が生じ，白い血腫の周りに黒い浮腫がみられる画像となる（表2，図1）．その後，浮腫は数日間拡大することが多く，この時期の脳浮腫改善は十分に行う必要がある．

さらに時間が経過し，血腫がひけ，浮腫も徐々にひいてくると，瘢痕組織として黒い低吸収域が残ることになる．

▶**低吸収域**
low density area；LDA

2 MRI

脳内出血では，血腫のもつ信号により発症直後から変化を認める．超早期ではT1強調画像は淡い黒（軽度低信号）～淡い白（軽度高信号），T2強調画像とFLAIR画像は淡い白（軽度高信号）となり，いずれも白い高信号域になる（図2）．数日中には血腫の周りの浮腫によりT1強調画像ではやや黒くなる．T2強調画像では血腫の周りの浮腫も白くなるため，やや広範囲で白くなる．し

表1 出血部位（血腫）の経時的変化

経過日数	ヘム鉄の変化	画像所見			
		CT	T1強調画像	T2強調画像	FLAIR画像
半日以内 超急性期	オキシヘモグロビン	白（高吸収）	淡い黒（軽度低信号）～淡い白（軽度高信号）	淡い白（軽度高信号）	淡い白（軽度高信号）
1～3日 急性期	デオキシヘモグロビン	白の周りに淡い黒（浮腫）	白（高信号）	白（高信号）の周りに淡い白（浮腫）	白（高信号）の周りに淡い白（浮腫）
3日～2週間 亜急性期 （細胞内）	メトヘモグロビン	徐々に白が縮小＋周りに淡い黒（浮腫）	白（高信号）の中に淡い黒（白いリング状）	白（高信号）の周りに淡い白（浮腫）	白（高信号）の周りに淡い白（浮腫）
7日～数か月 亜急性期 （細胞外）	メトヘモグロビン	白が消失＋中心部に黒が残る（浮腫）	白の中に淡い黒が2～6週間（白いリング状）	白（高信号）も周りの淡い白も小さくなる（浮腫軽減）	白（高信号）も周りの淡い白も小さくなる（浮腫軽減）
5～10年以内 慢性期	ヘモジデリン	黒（低吸収）	黒（低信号：損傷部位のみ）	黒（低信号：損傷部位のみ）	黒（低信号：損傷部位のみ）
5～10年以降 超慢性期	ヘモジデリン残留なし	黒（低吸収）	黒（低信号：損傷部位のみ）	白（高信号：損傷部位のみ）	白（高信号：損傷部位のみ）

表2 脳内出血後の組織の変化（CT）

	発症当日	発症2～3日	発症数週	1か月以上
画像所見	血腫の白だけ	血腫の白の周りに浮腫の黒	縮小した白の周りに浮腫の黒	瘢痕組織の黒だけ
組織の変化	圧迫を受けた部位は虚血になるが，1日目は変化がない．	圧迫を受けた部位は1日以上経過すると浮腫になり黒くなる．	血腫が小さくなり浮腫が残る．	血腫で切れた部位と浮腫で壊死した組織が黒く残る．

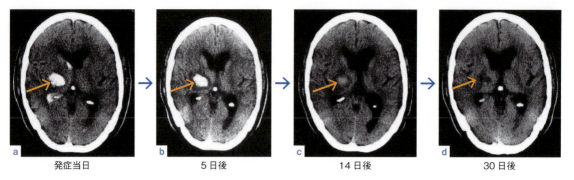

図1 脳内出血のCT
a：発症当日の脳室内穿破した視床出血．白い血腫のみで周囲の浮腫はない．
b：5日後には脳室内穿破した血液は流れ去り，血腫の周りに黒い浮腫が生じている．
c：14日後には血腫は淡く小さくなるが周りの浮腫は残っている．
d：30日後には血腫はなくなり，黒い瘢痕組織のみとなる（この時点では脳梗塞と鑑別困難）．

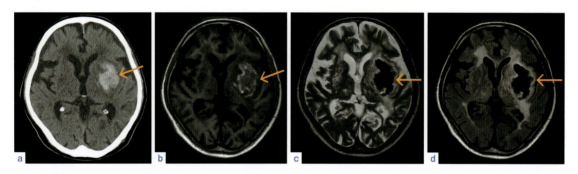

図2 発症当日の脳内出血（被殻出血）
発症当日は，CT（a）で白（高吸収），T1強調画像（b）で淡い黒（軽度低信号）〜淡い白（軽度高信号），T2強調画像（c）で黒い血腫の周りに淡い白（軽度高信号），FLAIR画像（d）も同様で黒い血腫の周りに淡い白（軽度高信号）になる．

かし，数週間後には浮腫が徐々に消退し，ヘモグロビンの代謝産物（オキシヘモグロビン→デオキシヘモグロビン→メトヘモグロビン）によりT1強調画像では中央部が黒くなりリングのように見える時期がある．この時期は急速に神経が回復するため，積極的なリハビリテーションの適応となる．

その後は血腫の吸収とともにT1強調画像，T2強調画像とも黒い低信号域になり，この状態が6か月〜10年程度続く．さらに時間が経過すると瘢痕組織のみとなって，脳梗塞と同じようにT1強調画像で黒く（低信号域），T2強調画像で白く（高信号域）なり，以後持続する（図3）．この時期になると出血と梗塞の鑑別は困難になるが，これ以前の時期ではMRIによる鑑別は可能なことが多い．

また，$T2^*$強調画像では，ヘモジデリンに含まれる鉄（Fe）を強調することから古い脳内出血は低信号（黒）となり，検出に有用である．

③ 種々の脳内出血の画像

脳内出血には，高血圧が主な原因とされる**被殻出血**，**視床出血**，**橋出血**，

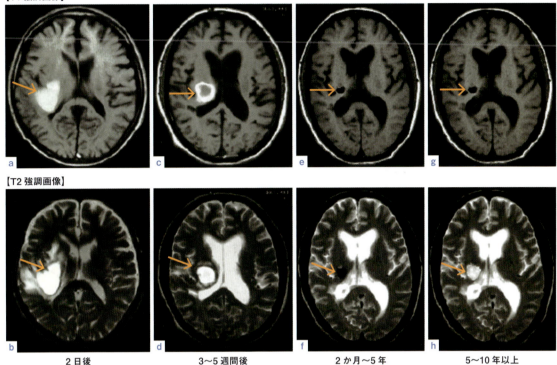

図3 脳内出血のMRI
2日後ではT1強調画像（a）では血腫は白く，T2強調画像（b）ではT1強調画像でみられる白い血腫の周りに白い浮腫が広がっている．3～5週間後では血腫の中のメトヘモグロビンの信号によりT1強調画像（c）でリング状の白がみられ，T2強調画像（d）は同部位に白がみられるが周囲の白い浮腫は軽減している．2か月～5年程度では出血した部位に残るヘモグロビンの信号によりT1強調画像（e）では黒に，T2強調画像（f）でも黒になる．この時期までは脳梗塞と見え方が異なるため，確定診断ができる．それ以降になるとヘモジデリンが残らなくなり，細胞外液が主になる線維組織に置き換わるため，陳旧性の脳梗塞と同じ組織となる．そのためT1強調画像（g）で黒，T2強調画像（h）で白となり，脳梗塞と同じ所見になる．

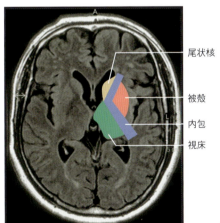

図4 被殻，視床，内包，尾状核

小脳出血と高血圧以外の原因も多い**皮質下出血**がある．被殻，視床，内包，尾状核の位置を図4に示す．

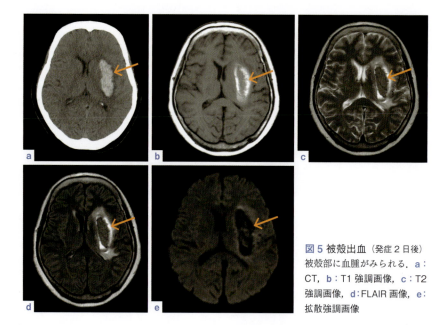

図5 被殻出血（発症2日後）
被殻部に血腫がみられる．a：CT，b：T1強調画像，c：T2強調画像，d：FLAIR画像，e：拡散強調画像

▶被殻出血
putaminal hemorrhage

▶中大脳動脈
middle cerebral artery；MCA

1. 被殻出血

脳内出血の約40％を占め，最も頻度が高い（図5）．出血が内包に原発することは少ない．中大脳動脈（MCA）の穿通枝であり，外側線条体動脈の灌流領域である被殻に出血し，それが内包にまで広がって大出血に進展することが多い．この部位の出血では，内包が圧迫または損傷することにより麻痺が生じる．外側に進展すると，左脳ではブローカ失語などを生じることがあり，重度の麻痺を呈するものから後遺症を残さないものまでさまざまである．出血の消退とともに改善をきたすことが多く，積極的なリハビリテーションが適応となる脳内出血の1つである．

▶視床出血
thalamic hemorrhage

2. 視床出血

視床膝状体動脈などの視床穿通枝の出血が多い（図6）．視床は脳室に接しており，脳室に穿破しやすく，生命予後が悪い脳内出血の1つである．脳内出血の30％程度を占めるが，近年，高齢者人口の増加とともにその頻度が高くなっている．表在感覚や深部感覚などの知覚障害や，意識障害は被殻出血よりも重度なことが多い．視床痛などが合併すると機能障害は重度化する．損傷される視床の部位によって，意欲低下，記憶力低下，視床性失語，視床性半側無視などを呈することがある．

視床痛　病巣と反対側の半身に生じる耐え難い自発痛．

▶橋出血
pontine hemorrhage

3. 橋出血

橋出血の頻度は脳内出血の10％程度を占め，橋の穿通枝動脈からの出血が多い（図7）．この出血は，延髄に近く，また第4脳室に穿破しやすいため，生命予後の悪いものもある．

症状は出血部位により多彩で，脳神経症状や運動・感覚麻痺症状はさまざまである．重度なものでは昏睡，四肢麻痺，縮瞳，動眼神経麻痺症状（人形の目現象の消失）などが出現する．

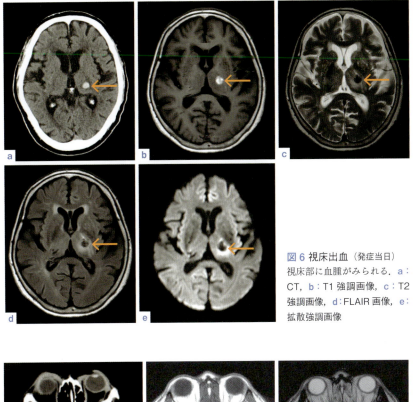

図6 視床出血（発症当日）
視床部に血腫がみられる．a：CT，b：T1強調画像，c：T2強調画像，d：FLAIR画像，e：拡散強調画像

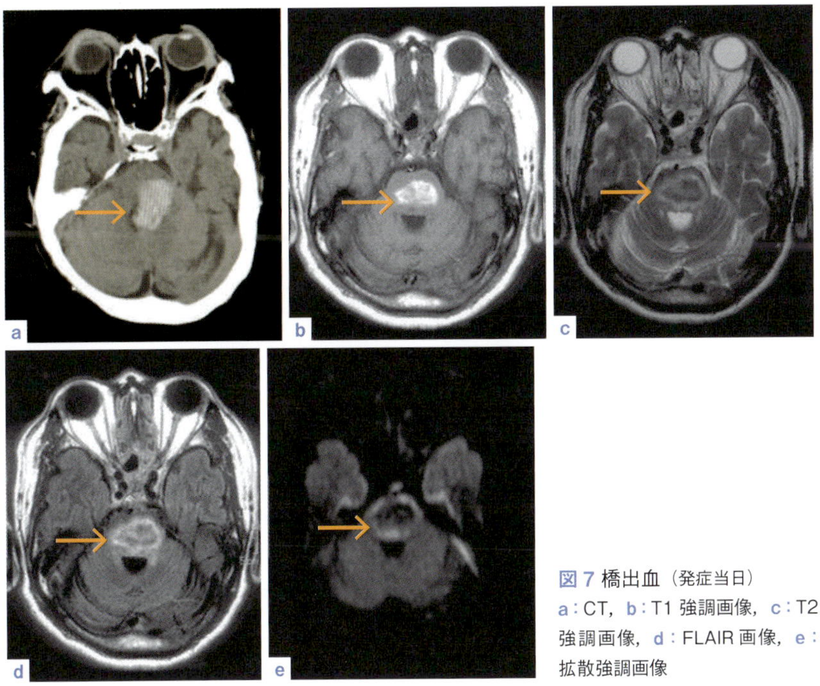

図7 橋出血（発症当日）
a：CT，b：T1強調画像，c：T2強調画像，d：FLAIR画像，e：拡散強調画像

4. 小脳出血

発症頻度は橋出血と同じく10％程度である（図8）．激しい頻回の嘔吐，回転性めまい，眼振，小脳失調などの症状を呈する．小脳失調や脳神経症状を残すことが多い．

またテント下の出血であるため前方に圧迫が加わると脳幹が損傷を受け生命予後が悪くなる．

▶小脳出血
cerebellar hemorrhage

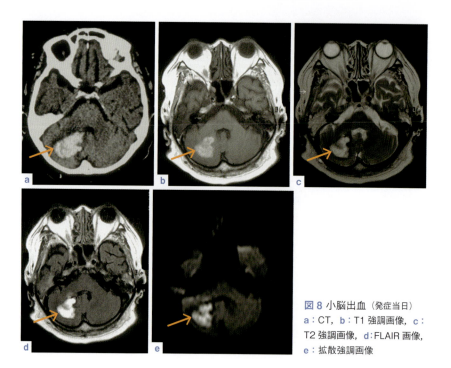

図8 小脳出血（発症当日）
a：CT，b：T1強調画像，c：T2強調画像，d：FLAIR画像，e：拡散強調画像

▶皮質下出血
subcortical hemorrhage

5. 皮質下出血

　皮質下出血は，高血圧によるものもあるが，まずは高血圧以外の危険因子を考える必要がある．たとえば，脳動静脈奇形の破裂，悪性腫瘍に伴う腫瘍内出血，出血性素因（肝硬変による血小板減少，血小板減少性紫斑病，白血病など），高齢者であればアミロイドアンギオパチーに伴う出血などを考慮しなければならない．

　損傷は前頭葉・頭頂葉・側頭葉・後頭葉などどこにでも生じ，皮質下に限局していることが多い（図9）．失語症や半側無視といったような出血部位に対応した症状を示す．

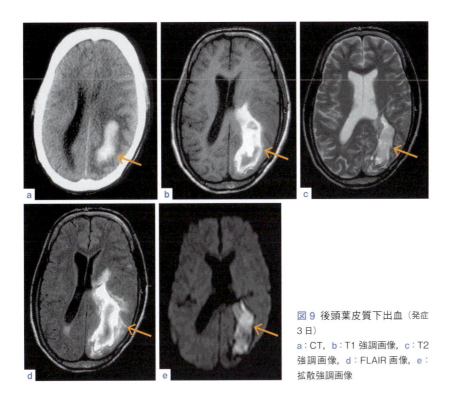

図9 後頭葉皮質下出血（発症3日）
a：CT，b：T1強調画像，c：T2強調画像，d：FLAIR画像，e：拡散強調画像

2 脳梗塞

> **Essence**
> - 画像所見の経時的変化を押さえることが大切である．
> - CT では，発症当日には異常所見を認めないか，early CT sign を認める．その後，黒（発症数日）→ foggy effect（2～3週）→ 黒（1か月以上）に変化する．
> - T1 強調画像では，発症 8 時間以内は異常所見を認めない．その後，黒くなる．
> - T2 強調画像と FLAIR 画像では，発症 8 時間以内は異常所見を認めない．その後，白くなる．
> - 拡散強調画像では，発症 2 時間が経過すると病変部位が白くなる．1 か月以上経つと灰色になる．
> - 脳梗塞は，アテローム型脳血栓症，穿通枝動脈血栓症（ラクナ型脳梗塞，分枝粥腫型梗塞），心原性脳塞栓症に大きく分類される．
> - 梗塞部位によって，損傷を受ける部位が異なり，出現する症状が変わってくる．

1 CT

1. 発症後 24 時間以内

超急性期の 24 時間以内は，血行障害が発症してからわずかな時間であるため，CT で所見がみられるほどの変化が生じない．そのため，片麻痺などの臨床症状はあるが頭部 CT では異常所見を認めないことが多い（図 1a，図 2a）．

▶早期脳梗塞 CT 所見
early CT signs

しかし詳細に画像を見てみると，早期脳梗塞 CT 所見（表 1）がみられる場合がある．

2. 発症から数日後

数日経過すると病変部は浮腫を伴った変化がみられる．X 線透過性がよくなるため黒い低吸収域（LDA）となり，病巣の部位と大きさが確実に把握できるようになる（図 1b，図 2b）．

▶低吸収域
low density area；LDA

3. 発症から 2～3 週間後

2～3 週目になると，病巣の修復機転のために梗塞部位の血流量が増して

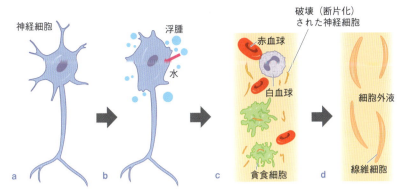

図1 脳梗塞後の組織の変化
a：正常．
b：発症後24時間〜1週間．水が神経細胞に入り込んで浮腫になる．
c：発症後数週間．神経細胞が破壊され，貪食細胞などに取り入れられる．
d：発症後数か月．まばらとなり，線維組織がみられる．

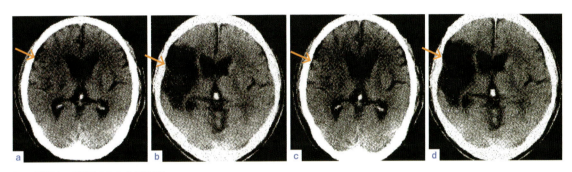

図2 脳梗塞の頭部CTの自然経過
a：発症当日，b：数日後，c：2〜3週目：ぜいたく灌流，d：1か月以降

表1 早期脳梗塞CT所見

- MCA領域が少し白く見える
- レンズ核周辺が少し黒く見える
- 島回が狭く見える
- 脳溝がなくなる（脳溝の左右差がみられる）

くる（**ぜいたく灌流**）（図1c, 図2c）．病変部には一時的に血液成分が増すためか，病巣が明確に描出されない時期があることに注意しなければならない（**foggy effect**）．

4. 発症から1か月後

発症から1か月を過ぎると，修復機転が落ち着くためか病巣部の血流が低下し，加えて浮腫の状態も改善する．壊死に陥った病巣が軟化巣として低吸収域に変わり，以後瘢痕組織としてそのままの状態が続くことになる（図1d, 図2d）．

▶**ぜいたく灌流**
luxury perfusion

foggy effect 霧がかかったように病巣がぼやける効果．

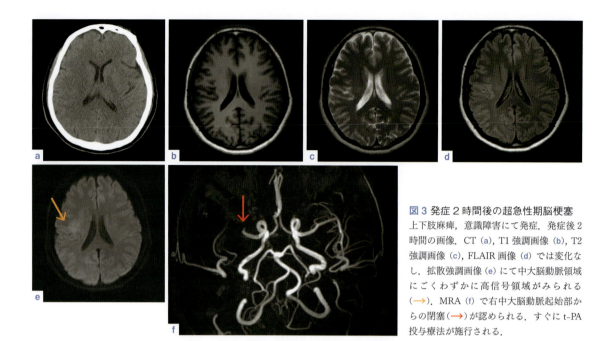

図3 発症2時間後の超急性期脳梗塞
上下肢麻痺，意識障害にて発症．発症後2時間の画像．CT (a)，T1強調画像 (b)，T2強調画像 (c)，FLAIR画像 (d) では変化なし．拡散強調画像 (e) にて中大脳動脈領域にごくわずかに高信号領域がみられる（→）．MRA (f) で右中大脳動脈起始部からの閉塞（→）が認められる．すぐにt-PA投与療法が施行される．

② MRI

発症後8時間以内の超早期ではT1強調画像，T2強調画像で所見がみられるような変化はなく，正常範囲内の画像である．それ以上経過すると，浮腫や瘢痕化組織などのため，病巣はT1強調画像で黒く（低信号域；LIA），T2強調画像およびFLAIR画像で白く（高信号域；HIA）なる．これが浮腫などの時期に多少拡大し，その後，縮小するものの慢性期まで同じように続くのが脳梗塞の特徴的所見である．

拡散強調画像では細胞と細胞の間の水が細胞の浮腫によって動けなくなる現象をとらえることができる．発症後2～3時間以内では画像に変化がないが，それ以降～1週間前後までは水分子の動きが浮腫により制限されるため，白い高信号域としてとらえられる．

1. 脳梗塞発症超早期の画像

図3は，半身知覚脱失を主訴とした症例の画像である．CT，T1強調画像，T2強調画像，FLAIR画像では正常像と変わらないが，拡散強調画像では視床上方に高信号域がみられ，超急性期の脳梗塞と確定診断できる．**血栓溶解療法**（t-PA）や血管内血栓除去術は，拡散強調画像を含めたすべての画像で変化がないときが処置の最適の時期である（図4, 5）．

2. MRIでの画像の経過

CTでは発症後24時間以内は変化がなかったが，拡散強調画像では発症後2時間程度で梗塞部位が高信号域になり，T1強調画像やT2強調画像，FLAIR画像などもCTよりやや早く発症後8～18時間程度で変化がみられる．その際には浮腫の水分の変化が画像としてとらえられている．T1強調

▶低信号域
low intensity area；LIA

▶高信号域
high intensity area；HIA

▶拡散強調画像
diffusion weighted image；DWI

血栓溶解療法 閉塞した脳血管の再疎通をはかる治療法．組織型プラスミノゲンアクチベータ（t-PA）などの血栓溶解薬を静脈内または動脈内に投与する．発症後3～6時間以内に再疎通しなければ，神経症状の回復は見込めない．

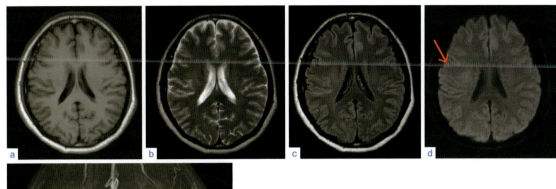

図4 t-PA 処置3時間後の超急性期脳梗塞（図3の症例）
a：T1強調画像，b：T2強調画像，c：FLAIR画像，d：拡散強調画像，e：MRA
拡散強調画像（d）では処置前にみられた高信号域が縮小している（→）．ほかの画像にも変化がない．また，MRA（e）では右中大脳動脈の陰影があり，再疎通の所見がみられる（→）．

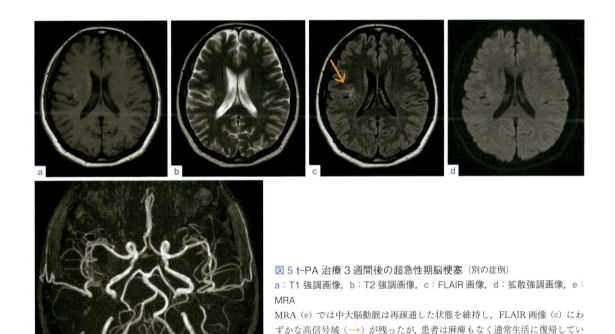

図5 t-PA 治療3週間後の超急性期脳梗塞（別の症例）
a：T1強調画像，b：T2強調画像，c：FLAIR画像，d：拡散強調画像，e：MRA
MRA（e）では中大脳動脈は再疎通した状態を維持し，FLAIR画像（c）にわずかな高信号域（→）が残ったが，患者は麻痺もなく通常生活に復帰している．

画像では低信号域（黒）になりT2強調画像では水素原子が多くとらえられるために，周りの浮腫も含めて梗塞部位よりやや広い範囲で高信号域に（白），FLAIR画像もT2強調画像と同じく高信号域（白）になる．拡散強調画像は浮腫が軽減し，細胞間隙の水が動けるようになると高信号域は徐々に消え，等信号化（灰色）していく（図6，表2）．これには発症から1〜4週間程度か

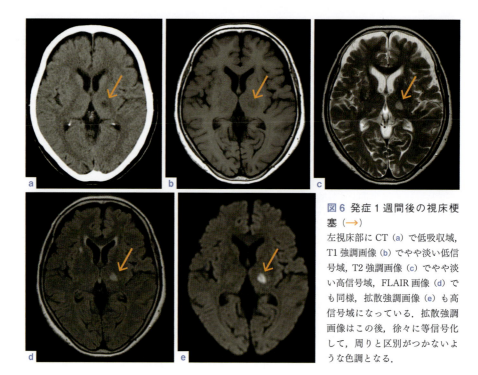

図6 発症1週間後の視床梗塞（→）
左視床部にCT（a）で低吸収域，T1強調画像（b）でやや淡い低信号域，T2強調画像（c）でやや淡い高信号域，FLAIR画像（d）でも同様，拡散強調画像（e）も高信号域になっている．拡散強調画像はこの後，徐々に等信号化して，周りと区別がつかないような色調となる．

表2 梗塞部位の継時的変化

経過日数	画像所見				
	CT	T1強調画像	T2強調画像	FLAIR画像	拡散強調画像
2時間以内	変化なし	変化なし	変化なし	変化なし	変化なし
8時間以内	変化なし	変化なし	変化なし	変化なし	白（高信号）
24時間以内	変化なし	淡い黒	淡い白	淡い白	白（高信号）
1か月程度	黒（低吸収）	黒（低信号）	白（高信号）	白（高信号）	灰色（等信号）
1か月以降	黒	黒	白（高信号）	白（高信号）	灰色（等信号）

かる．
　慢性期は拡散強調画像のみが等信号化し，後の色調は変化がない．CTで低吸収域（黒），T1強調画像で低信号域（灰色〜黒），T2強調画像で高信号域（白），FLAIR画像でも高信号域（白）となる．
　さらに5〜10年以上経過して脳梗塞部位が空洞化すると，CTでは低吸収域（黒）に，T1強調画像，T2強調画像は同様であるが，FLAIR画像では安

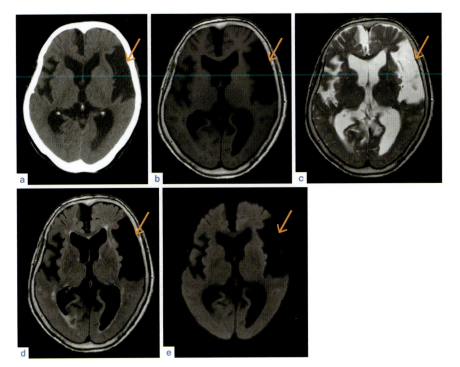

図7 発症15年後の慢性期の画像
a：CT，b：T1強調画像，c：T2強調画像，d：FLAIR画像，e：拡散強調画像
梗塞部位（→）は粗な線維細胞と水分子が多い組織のため，T1強調画像（b）では梗塞部位は低信号域（黒）に，T2強調画像（c）では高信号域（白）になり，これが半永久的に続く．FLAIR画像（d）では空洞化し安定した自由水になるために低信号域（黒）になる．

定した自由水となるために低信号域（黒）になる（図7）．

❸ 種々の脳梗塞の画像

1．アテローム型脳血栓症

内頸動脈・椎骨動脈・前大脳動脈・中大脳動脈・後大脳動脈などの太い動脈の**アテローム硬化部**に血栓が付着し動脈閉塞をきたしたもので動脈硬化によるものが多い．

血栓は，まず動脈硬化のような異常のある血管壁に血小板が粘着することから始まる．次々に血小板が凝集して海綿状の網目が形成され，さらに白血球が加わって血栓が発育するものと考えられている．

1）前大脳動脈梗塞（ACA梗塞）

下肢に強い運動・感覚麻痺を呈し，把握反射や意欲障害など前頭葉内側面の機能低下をきたすことがある．水平断で前方中心部から30°以内の前頭葉内側面の梗塞画像が特徴的である（図8，9）．

2）中大脳動脈梗塞（MCA梗塞）

頻度が最も高い梗塞で，外側溝周辺の広範な損傷をきたすことが多い．上肢に強い重度な運動・感覚麻痺，失語症・半側無視などの高次脳機能障害を残すことの多い梗塞である．水平断で前方から30°～120°の範囲内の側方に

▶アテローム型脳血栓症
atheromatous cerebral thrombosis

アテローム硬化　血管壁に動脈硬化による粥状の塊ができて内腔が狭くなる病態．

▶前大脳動脈
anterior cerebral artery；ACA

▶中大脳動脈
middle cerebral artery；MCA

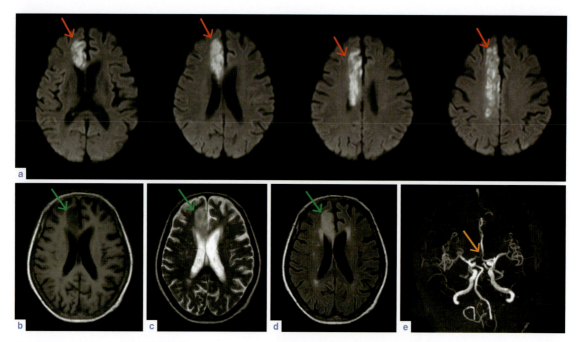

図8 発症後3日後の右前大脳動脈梗塞
拡散強調画像（a）では右前頭葉内側面の高信号域が内側上方中央部まで認められる（→）．T1強調画像（b），T2強調画像（c），FLAIR画像（d）の順に同部位に梗塞がみられる（→）．MRA（e）では，右前大脳動脈の閉塞がみられる（→）．

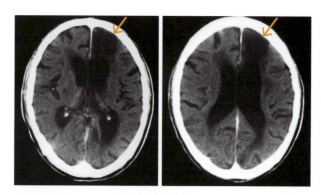

図9 左前大脳動脈（ACA）梗塞（CT）
前方から30°程度の範囲の前頭葉内側に低吸収域がみられる（→）．本例では，手より足に重い麻痺と，把握反射，超皮質性運動失語を認めた．

病巣を示す（図10）．

　図11に中大脳動脈皮質枝の走行を示し，図12に中大脳動脈分枝別の画像所見を示す．

(1) 前頭枝の梗塞

　前方30°〜90°の部位に病巣がみられる．これは大脳基底核がみられる低い位置の脳スライスから，脳室が見えなくなるような高い位置の脳スライスまでほぼ同じ位置にみられるのが特徴である（図12a）．症状は上肢に強い運動・感覚麻痺，左脳損傷ではブローカ失語，前頭葉症状が生じる．

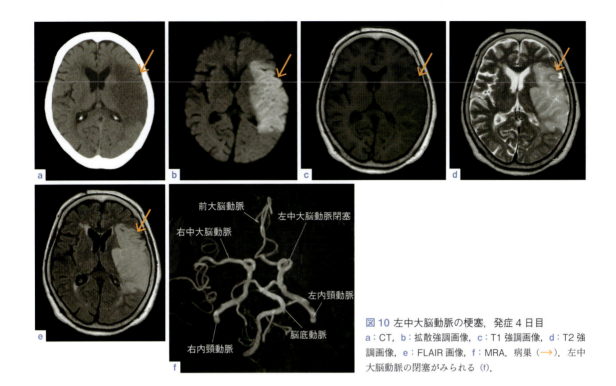

図10 左中大脳動脈の梗塞, 発症4日目
a：CT, b：拡散強調画像, c：T1強調画像, d：T2強調画像, e：FLAIR画像, f：MRA. 病巣（→）. 左中大脳動脈の閉塞がみられる（f）．

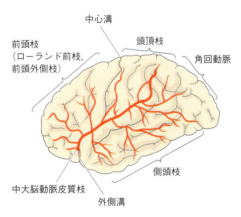

図11 中大脳動脈皮質枝の走行

(2) 頭頂枝の梗塞

前頭枝の後方部分になる．画像では中程の高さで，脳梁膨大部が見える高さ以上の側方90°～120°の部位に梗塞巣が認められる（図12b）．症状は左脳損傷では失語，観念運動失行，観念失行など，右脳損傷では左半側無視，病態失認，着衣失行などが認められる．

(3) 側頭枝の梗塞

側方90°～120°の部位ではあるが，頭頂枝とは逆に脳梁膨大部より下のスライスで梗塞巣を認める（図12c）．症状は左脳損傷であればウェルニッケ失語などがみられる．

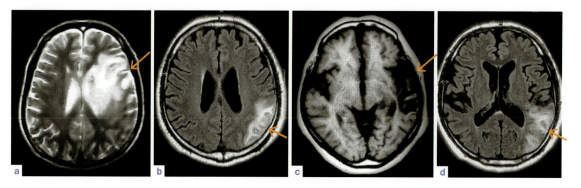

図12 中大脳動脈分枝別梗塞
a：前頭枝（T2強調画像），b：頭頂枝（FLAIR画像），c：側頭枝（T1強調画像），d：角回動脈（FLAIR画像）．病巣（→）．

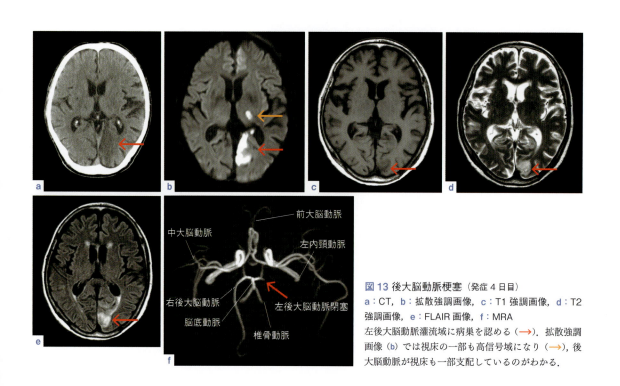

図13 後大脳動脈梗塞（発症4日目）
a：CT，b：拡散強調画像，c：T1強調画像，d：T2強調画像，e：FLAIR画像，f：MRA
左後大脳動脈灌流域に病巣を認める（→）．拡散強調画像（b）では視床の一部も高信号域になり（→），後大脳動脈が視床も一部支配しているのがわかる．

（4）角回動脈の梗塞

中大脳動脈皮質枝の最も末梢の血管である．画像では脳梁膨大部に一致したスライスで，側脳室の後脚の外側に梗塞巣が認められる（図12d）．構成機能障害や左脳損傷ではゲルストマン症候群などがみられる．

3）後大脳動脈梗塞（PCA梗塞）

▶後大脳動脈
posterior cerebral artery；PCA

同名半盲など視覚障害をきたすことが多く，運動・感覚麻痺を伴わないこともある（図13）．左大脳半球損傷ではウェルニッケ失語，右大脳半球損傷では左半側無視をきたすこともある．

4）内頸動脈梗塞

▶内頸動脈
internal carotid artery；ICA

内頸動脈梗塞では，その先の前大脳動脈と中大脳動脈の両方の灌流域の閉塞をきたすこともある．ウィリス動脈輪の側副血行の状態によって損傷は多

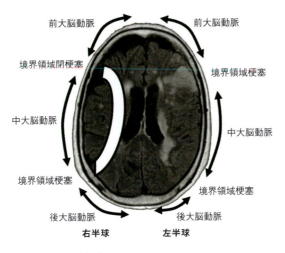

図14 左境界領域梗塞（FLAIR画像）
内頸動脈の閉塞により，最も血液灌流の乏しい先端の領域である部位に梗塞が生じる．右大脳半球に示すようにACAとMCA，MCAとPCAの間の白抜きをした部位の境界領域に梗塞が生じる．左大脳半球が境界領域梗塞で前・中・後大脳動脈の境界部位に梗塞が生じている．

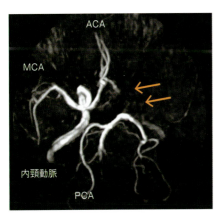

図15 MRA水平断からみた左内頸動脈閉塞
左側の内頸動脈とMCAが欠損しているのがわかる（→）．

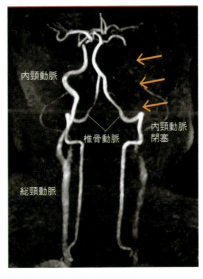

図16 頸部のMRA血管画像
左内頸動脈の閉塞がみられる（→）．

様である．ウィリス動脈輪からほかの動脈などを介して血液供給を受けるが，血流量は少なく，ACAとMCA，MCAとPCAの間の先端部の血流低下をきたすことがある．この血流低下部位の梗塞は**境界領域梗塞（分水領梗塞）**と呼ばれている（図14～16）．先端部分の血流低下による症状をきたすことがあり，左大脳半球損傷では超皮質性感覚失語が，右大脳半球損傷では左半側無視などが生じやすい．

▶分水領梗塞
watershed infarction

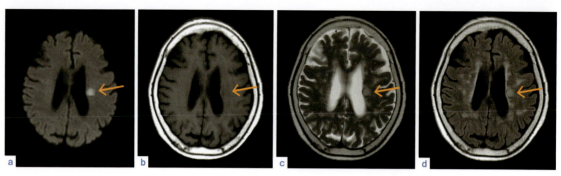

図17 ラクナ型脳梗塞
a：拡散強調画像，b：T1強調画像，c：T2強調画像，d：FLAIR画像
放線冠の部分に小梗塞（→）がみられるが，T2強調画像（c）およびFLAIR画像（d）では多発しているのがわかる．

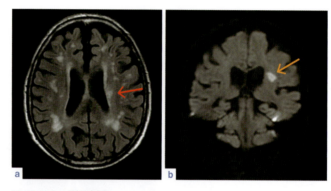

図18 ラクナ型脳梗塞
a：水平断FLAIR画像，b：冠状断拡散強調画像
梗塞が多発しているが，すべて長径1.5 cm以下の小梗塞である．FLAIR画像（a）では古い梗塞巣も多発しているが（→），拡散強調画像（b）で見ると新しい梗塞巣（→）がわかる．

2. 穿通枝動脈血栓症

1) ラクナ型脳梗塞

脳の深部にみられる小穿通枝領域の小梗塞である．通常その最大径が10 mm以下の小梗塞巣が生じたものを**ラクナ梗塞**と呼んでいる．多発することが多く，その危険因子として高血圧と加齢があげられている．

CTでは多くの高齢者にラクナ梗塞を見出すことがあり，多くは無症状で経過する**無症候性脳梗塞**である．しかし，多発したり，特異的な部位に生じたりすると症状が現れてくる．病巣は穿通枝動脈に多く，両側性に基底核や脳幹部に発生しやすい（図17, 18）．臨床症状は，軽度な片麻痺，体幹筋力低下，筋硬直，小刻み歩行，構音障害，仮性球麻痺，意欲低下，精神あるいは知能低下，強迫泣き，強迫笑いなどを呈する．

橋も大脳と同様の穿通枝があり，穿通枝動脈の梗塞を生じやすい場所である（図19）．梗塞を生じると運動・感覚麻痺，脳神経障害などをきたす．

2) 分枝粥腫型梗塞

外側線条体動脈領域梗塞や傍正中橋動脈領域梗塞などの穿通枝動脈に生じ

▶ラクナ型脳梗塞
lacunar type cerebral infarction

▶ラクナ梗塞
lacunar stroke

▶無症候性脳梗塞
asymptomatic cerebral infarction

▶筋硬直
rigidity

▶分枝粥腫型梗塞
branch atheromatous disease；BAD

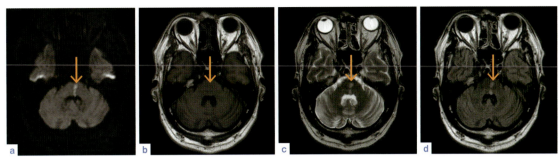

図19 橋を前後に走行する穿通枝の梗塞
a：拡散強調画像，b：T1強調画像，c：T2強調画像，d：FLAIR画像
左橋に梗塞がみられる（→）．T1強調画像（b）では明確ではない．

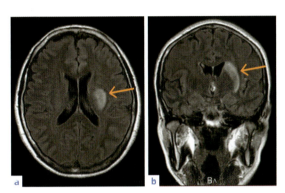

図20 放線冠の長径1.5 cm以上の梗塞（→）（FLAIR画像）
冠状断像（b）で穿通枝の起始部から上方にかけての梗塞であることがわかる．

やすい（図20）．アテローム型脳血栓症とラクナ梗塞の中間となる病態で，発症後しばしば症状（特に片麻痺）が進行する病態をもつ．糖尿病，脂質異常症を基礎疾患としてもつことが多い．起始部のアテローム硬化性変化→プラーク形成を呈し，長径1.5 cm以上の病巣がみられる．また急性期では死亡や重篤な後遺症を残すことは少ないが，重度な麻痺を残すこともある．

3）前脈絡叢動脈梗塞（モナコフ症候群）

前脈絡叢動脈は，内頸動脈の最後の枝として後交通動脈を分岐した後の末梢側から出る．その血流は，大脳脚中1/3，扁桃体，鉤，海馬前部，視床下部から視床外側の一部，外側膝状体，内包後脚，淡蒼球内側を支配し側脳室の脈絡叢に到達する（図21）．

この動脈は穿通枝に分類されるが，内径は比較的大きい．梗塞の原因はアテローム血栓性や心原性塞栓が多い．症状は，①内包後脚と大脳脚損傷による病巣と対側の顔を含む片麻痺（上肢に強い），②視床外側部損傷による半身の知覚障害，③外側膝状体と視放線障害による同名半盲を3主徴とする**モナコフ症候群**が有名である．さらに運動失調，不随意運動，記憶障害，発動性障害，意識障害が伴うこともある．MRIでは梗塞部位が大脳脚，海馬，内包，視床外側と水平断で脳中央に広がる特徴的な形をしている（図22）．実際の

▶前脈絡叢動脈
anterior choroidal artery
▶モナコフ症候群
Monakow syndrome

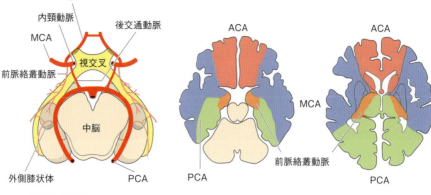

図21 前脈絡叢動脈
内頸動脈が後交通動脈を出した後に前脈絡叢動脈を出し，大脳脚，海馬，視床，外側膝状体，内包後脚などを灌流する．

図22 前脈絡叢動脈の支配領域
海馬や内包後脚などを支配する．

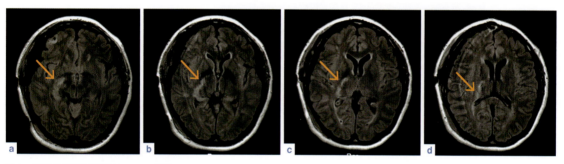

図23 前脈絡叢動脈梗塞のFLAIR画像
大脳脚，海馬から内包後脚にかけて高信号域がみられる（→）．

症例のFLAIR画像を図23に示す．

3．心原性脳塞栓症

心房細動などの不整脈により心臓内に血栓が生じ，それが脳内に運ばれて塞栓し脳梗塞を生じる．心臓だけではなく大動脈・頸部動脈分岐部などの壁在血栓が剥がれて脳内に流れて塞栓を起こすこともある．

高齢者の心原性脳塞栓の原因は心房細動が最も多い．

画像所見としては，太い主幹動脈に詰まればアテローム型脳血栓症と同様の所見を示す（図24）．たくさんの小さな塞栓に分かれて飛ぶとシャワー状になり，種々の場所に小梗塞が生じることもある．

心原性脳塞栓では，いったん閉塞した主幹動脈が塞栓の融解によって再開通すると，閉塞していた間にその先の壊死に陥った毛細血管，細静脈が破れることにより出血をきたし，**出血性梗塞**が起こりやすい（図25）．

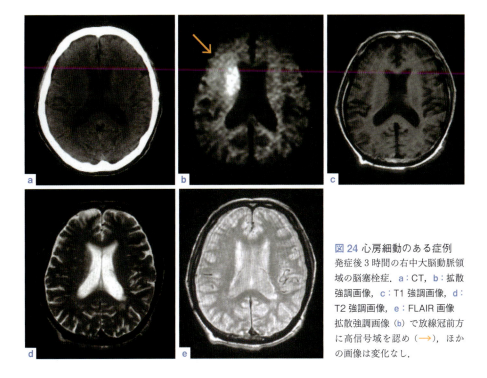

図 24 心房細動のある症例
発症後 3 時間の右中大脳動脈領域の脳塞栓症．a：CT，b：拡散強調画像，c：T1 強調画像，d：T2 強調画像，e：FLAIR 画像
拡散強調画像（b）で放線冠前方に高信号域を認め（→），ほかの画像は変化なし．

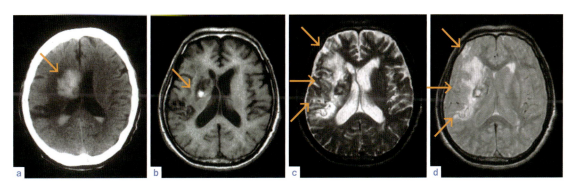

図 25 脳塞栓症発症後 3 日目（図 24 と同じ症例）
a：CT，b：T1 強調画像，c：T2 強調画像，d：FLAIR 画像
右 MCA 領域は広範囲に浮腫が広がり，放線冠中央部に出血を認める（→，出血性梗塞）．

3 くも膜下出血

> **Essence**
> - くも膜下出血が疑われる場合には，短時間で撮影できる **CT** により診断されることが多い．
> - CT で，**脳槽が白く描出**されるのが典型的所見である．
> - 術後の合併症として**血管攣縮**があり，これが生じると脳梗塞の原因となる．

1 発症直後の画像

　くも膜は脳実質の最も外層の軟膜と，頭蓋骨の内側の硬膜との間にある糸状の膜で，この膜の中を主な脳動脈の主幹部が走っている．動脈圧は高いが，中膜で血管壁が守られ，通常は出血しない．しかし，なんらかの原因で中膜の欠損が生じ，内弾性板の断裂と血圧の負荷により囊状に動脈が膨らむと動脈瘤がつくられる．この動脈瘤の破裂により血液がくも膜下腔に出たのがくも膜下出血である．

　動脈瘤は脳底部のウィリス動脈輪に好発し，特に動脈の分岐部によくみられ，前交通動脈，後交通動脈に最も多く，次いで MCA 領域に多い．また多発例も稀ではない．

　症状は突発する激しい頭痛，項部痛，意識障害，嘔吐，興奮，痙攣などで始まり，項部硬直，ケルニッヒ（Kernig）徴候およびブルジンスキー（Brudzinski）徴候などの髄膜刺激徴候が特徴的である．

▶くも膜下出血
subarachnoid hemorrhage

　くも膜下出血は CT で出血が明確にわかり診断できることが多い．また診断後の手術を早期に行う必要もある．そのため，くも膜下出血を疑う場合には，短時間でできる CT が撮影されることが多い．

　CT では脳底部の脳槽に血液がみられ，その部位が白く描出されるのが典型的所見である（図1）．また脳表に広がると，血液が外側溝などの脳溝にはまりこんだ画像も得られる（図2）．

　多くのくも膜下出血は，脳実質の外側のくも膜下腔に出血するが，なかには脳実質内に出血し，脳内出血と同様の所見を呈するものもある（図3）．

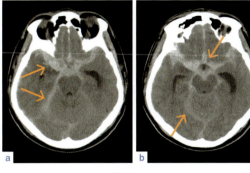
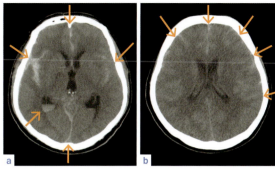

図1 CTでみられるくも膜下出血
a：ウィリス動脈輪のある脳槽や小脳の周辺に白い血腫がみられる．
b：同様に脳槽や小脳の周辺に白い血腫がみられる．

図2 脳溝に入り込んだ血腫のくも膜下出血（CT）
a：両側の外側溝に入り込んだ血腫や大脳縦裂や側脳室内に入っている血腫も確認できる．
b：脳溝に沿って入っている白い血腫も確認できる．

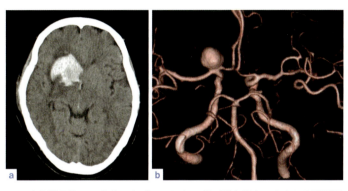

図3 くも膜下腔への出血はわずかでほとんどが脳実質内に出血した脳動脈瘤破裂
a：CT
b：三次元で描写したヘリカルCT．右前方内頸動脈・中大脳動脈・前大脳動脈分岐部に動脈瘤がみられる．

② 治療時の画像

1．脳動脈瘤クリッピング術

脳動脈瘤の処置として，多くはクリッピング術が行われる．

図4は典型的なくも膜下出血の症例で，血管造影を行い内頸動脈の末梢に大きな動脈瘤がみられた．

クリッピング時の三次元ヘリカルCTでは動脈瘤をクリップしたことにより動脈瘤が消失したのがわかる（図5）．

2．水頭症に対するシャント術

くも膜下腔に出血した血液は，くも膜下細粒や狭い髄液の通り道などに詰まり，流れを阻害することで正常圧水頭症（NPH）が生じる．NPHが生じると認知症や失禁が生じることがあり，もし生じればVP（脳室-腹腔）シャント，あるいはVA（脳室-心房）シャントが行われる（図6）．

▶正常圧水頭症
normal pressure hydrocephalus；NPH

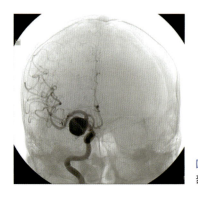

図4 血管造影で見る内頸動脈末梢部の大きな脳動脈瘤

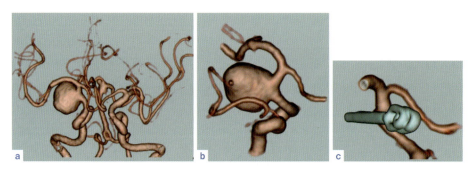

図5 三次元ヘリカルCTでみるクリッピング前後の血管
a：右内頸動脈上端部の動脈瘤，b：aの拡大像．c：クリッピング（緑色）を行うことで動脈瘤内の血流は消失している．

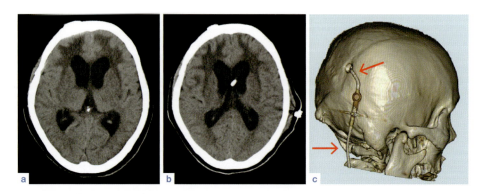

図6 NPHに対するシャント術
a：くも膜下出血後35病日のCT．尿失禁が出現．左右の側脳室の前脚部分が前外方に丸く側脳室内から少し圧力がかかっているようなNPHの所見がみられる．
b：VPシャント造設後の状態．側脳室の中央前方の白い点はシャントである．
c：頭蓋骨後方からシャント（→）が腹腔までつながっている．

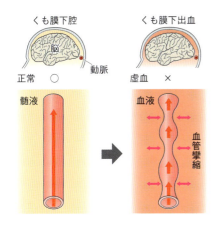

図7 くも膜下出血後の血管攣縮
くも膜下腔にある動脈は，正常では髄液に囲まれた環境であるが，くも膜下出血では周囲が血液に置き換わり血管攣縮が生じる．血管攣縮が生じると，狭窄部で血行の遮断が生じ，先の組織に虚血をきたし脳梗塞になることもある．

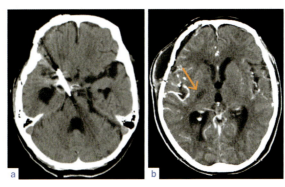

図8 血管攣縮により麻痺の生じた症例（CT）
右内頸動脈の脳動脈瘤破裂によるくも膜下出血でクリッピング術後麻痺もなく経過していたが，術後7日目に左上下肢の麻痺が突然生じた．
a：中央左側にクリップの白い陰影がみられる．
b：術後10日目のCTで，画像左側の内包に黒い梗塞巣が認められる（→）．この梗塞が血管攣縮によって生じた梗塞で麻痺の原因である．

❸ 血管攣縮

　術後，最も問題となる合併症の1つに血管攣縮がある．くも膜下腔にある血管は通常の状態では髄液に覆われているが，くも膜下出血が生じると血管周囲は血液となり，通常の環境と異なる．そのため血管攣縮が生じることになる（図7）．これが生じると，支配領域の血流量の低下を引き起こし，ひいては広範な脳梗塞の原因となる．脳動脈瘤破裂により血腫がくも膜下腔にとどまる場合は大きな後遺症を残すことは少ないが，血管攣縮で脳梗塞が生じると麻痺などの障害や神経症状を生じリハビリテーションを行ううえで大きな問題となる（図8）．血管攣縮は血液に触れるくも膜下腔の血管であればどこでも生じるので，クリッピング術を行った血管とまったく異なる血管に生じることもある．この現象が生じないように，術後くも膜下腔を洗浄するが，発症後2週間以内は注意が必要である．

Advanced Study　髄液の産生経路と水頭症

髄液は，側脳室や第 3 脳室，第 4 脳室の脈絡叢でつくられる．側脳室からだと，脈絡叢 → 側脳室 → モンロー孔 → 第 3 脳室 → 中脳水道 → 第 4 脳室 → マジャンディ孔（内側）・ルシュカ孔（外側）→ 脊髄腔 → くも膜下腔 → くも膜顆粒 → 矢状静脈洞の順にめぐり静脈に入る（図 1）．どの部位の通過障害でも水頭症が生じる．くも膜下出血ではくも膜顆粒に血栓などが詰まり水頭症をきたすことが多い（図 2）．

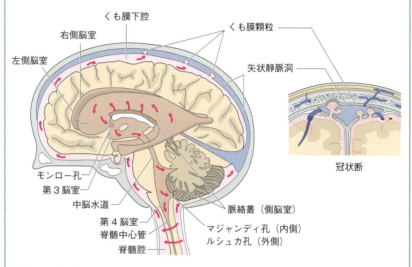

図 1　髄液の流れ

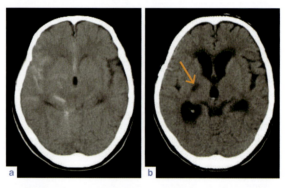

図 2　発症直後のくも膜下出血と 1 か月後の水頭症の状態（CT）
a：発症直後くも膜下腔の血腫がくも膜顆粒に詰まり水頭症が生じる．
b：側脳室・第 3 脳室の丸い形の拡大，内包の低吸収域（→）は血管攣縮による脳虚血が生じた部位．

4 脳動静脈奇形・もやもや病

> **Essence**
> - 脳動静脈奇形は皮下出血で生じることが多い．
> - 脳動静脈奇形は血管造影やMRAで指摘しやすい．
> - もやもや病は血管造影でもやもやした陰影が見える．

1 脳動静脈奇形

脳動静脈奇形は，本来，動脈から毛細血管を経由して静脈に入るところを，毛細血管を経由せずに，圧の高い血流が動脈から直接静脈に流入したものである．静脈はその圧のために拡張し，時に出血などを引き起こすことになる．さまざまな部位に生じ，皮質下出血の形をとることが多い（図1, 2）．症状としては出血した部位の機能障害を呈する．

血管造影では，動脈がまだ写っている造影早期の時期に，動静脈奇形の部分に拡張した異常な血管の塊（ナイダス nidus）をみることができる．

▶脳動静脈奇形
arteriovenous malformation；AVM

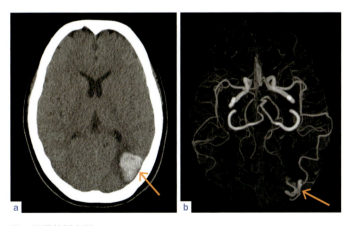

図1 脳動静脈奇形
後頭葉の皮質下出血（→）で発症．
a：発症当日のCT．b：血管造影では，出血部位に流入する太い中大脳動脈の分枝の先に拡張した異常な血管（ナイダス nidus）がみられる．

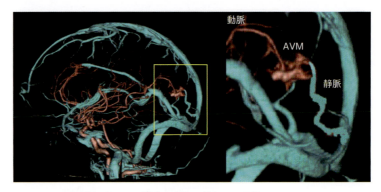

図2 MRAで動脈をピンクに静脈を水色に着色した画像
太くなったMCAの分枝から拡張した静脈に直接流入し，その後静脈洞に流れ込んでいるのがわかる．

❷ もやもや病（ウィリス動脈輪閉塞症）

もやもや病（moyamoya disease）はウィリス動脈輪閉塞症ともいわれる．内頸動脈の末梢部分のウィリス動脈輪の狭窄ないし閉塞により，側副血管網が発達し，血管造影でもやもやした血管陰影が見えることからこの名称がついている（図3）．

症状は，無症状から，動脈狭窄または閉塞に伴う巣症状や，細い血管から出血する場合は，脳内出血と同様の症状が出現する．

特異的な症状として，熱いそばやラーメンなどを吹いて冷ましたり，リコーダーや鍵盤ハーモニカなどの吹奏楽器を吹くと，失神や意識障害を起こすことが知られている．これは過換気になり，血液中の二酸化炭素が肺から排出されることにより，血液がアルカリ性になり，血管が収縮するために生じる．

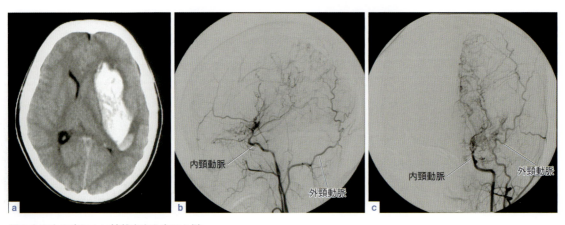

図3 もやもや病により被殻出血を生じた例
a：CT，b，c：血管画像．内頸動脈造影でウィリス動脈輪が明確でなく，その先の血管が細くもやもやしている．外頸動脈からも側副血行がある（b：側面像，c：正面像）．

5 症状・症候からみた脳血管障害

> **Essence**
> - 画像により病巣の部位が確認できれば，脳の機能局在から麻痺が生じる部位を推測することができる．
> - 脳幹に病巣がある場合，**交代性片麻痺**を示す．
> - 左半球損傷では失語症，ゲルストマン症候群，観念性失行を，右半球損傷では半側無視，病態失認を生じる．

1 運動麻痺例

1. 下肢のみの運動麻痺例
歩行中に急に右下肢の脱力の症状が現れた．左下肢および両上肢には異常なし．単麻痺であるため腰部病変を疑ったが，MRIでは異常なし．脳内病変を疑い頭部MRIを撮影したところ，左前頭葉中心前回内側部の高信号域を確認し，脳梗塞と診断した（図1）．

2. 上肢のみの運動麻痺例
左手先の運動障害が出現した．右上肢と左右両下肢には異常を認めなかった．末梢神経，頸髄にも異常なし．頭部MRIにて右中心前回のcentral knobに近いところに小さな梗塞を認めた（図2）．

3. 放線冠の梗塞による運動麻痺例
放線冠は錐体路が集中して通る部位であり，中大脳動脈穿通枝の分枝粥腫型梗塞やラクナ型脳梗塞で生じることが多い（図3）．呈示例は右片麻痺で発症し，失語症などの高次脳機能障害もなかった．

▶分枝粥腫型梗塞
branch atheromatous disease；BAD

4. 大脳脚障害による運動麻痺例
中脳の大脳脚の損傷により運動麻痺のみを呈することがある．右片麻痺で発症し，感覚障害はない．中脳の左大脳脚に一致して脳梗塞がみられる（図4）．錐体路の通り道としての大脳脚の損傷であり運動麻痺のみが出現することがある．

2 交代性片麻痺

脳底動脈系の出血や梗塞で病巣が脳幹部にある場合，病変の反対側を支配

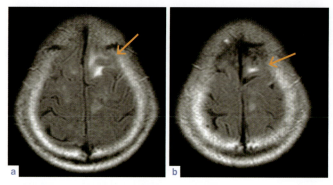

図1 脳梗塞（FLAIR画像）
左前頭葉中心前回の内側面（足の運動野の領域）に高信号域を認める（→）．

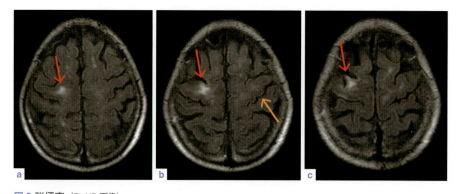

図2 脳梗塞（FLAIR画像）
右中心前回のcentral knob（→）近傍の脳梗塞（→）による左手に限局した麻痺．bの右側にみられるcentral knobの反対側に梗塞を認め左手の運動野と一致する．

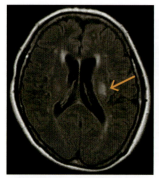 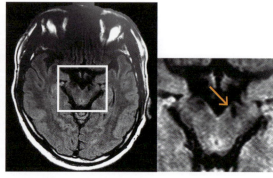

図3 脳梗塞（FLAIR画像）
左放線冠に限局した脳梗塞を認める（→）．

図4 脳梗塞（FLAIR画像）
中脳のレベルで左大脳脚に陳旧性の小梗塞がみられる（→）．

▶ウェーバー症候群
Weber syndrome
▶ミラード–グブラー症候群
Millard–Gubler syndrome

する上位運動ニューロンの錐体路と，同側を支配する下位運動ニューロンである脳神経が同時に障害される．この場合，病巣と同側の脳神経麻痺と反対側の片麻痺を示し，**交代性片麻痺**といわれている．主なものに，中脳損傷の**ウェーバー症候群**や橋下部の病変による**ミラード–グブラー症候群**などがあ

表1 交代性片麻痺を示す脳幹部損傷

	損傷部位	病巣側症状	対側症状	その他
ウェーバー症候群	中脳	動眼神経麻痺（Ⅲ）	片麻痺	
ベネディクト症候群			舞踏病様不随意運動 半身の深部感覚障害	
マリー–フォア症候群	橋中部内側	小脳失調 咬筋麻痺 顔面知覚鈍麻	半身の温痛覚障害 片麻痺	
ミラード–グブラー症候群	橋下部内側	末梢性顔面神経麻痺	片麻痺	
フォヴィル症候群				病巣側への注視麻痺
ワレンベルク症候群	延髄外側 （後下小脳動脈）	小脳失調 ホルネル症候群 顔面の温痛覚障害	体幹四肢の温痛覚障害	構音障害 嚥下障害

▶ベネディクト症候群 Benedikt syndrome
▶マリー–フォア症候群 Marie-Foix syndrome
▶フォヴィル症候群 Foville syndrome
▶ワレンベルク症候群 Wallenberg syndrome
▶ホルネル症候群 Horner syndrome

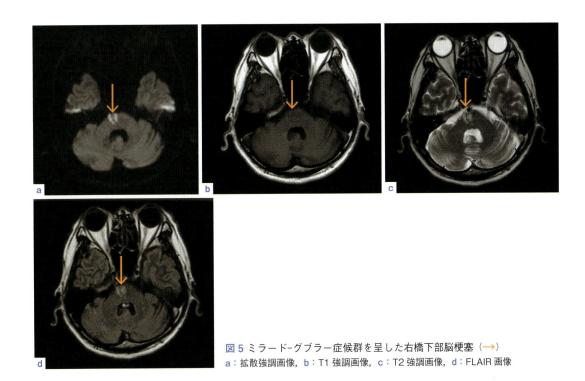

図5 ミラード–グブラー症候群を呈した右橋下部脳梗塞（→）
a：拡散強調画像，b：T1強調画像，c：T2強調画像，d：FLAIR画像

る（表1）.

1. ミラード–グブラー症候群を呈した症例

右末梢性顔面神経麻痺と左片麻痺で発症．MRIで橋下部内側部に脳梗塞巣を認める（図5）．

2. 後下小脳動脈閉塞によるワレンベルク症候群を呈した症例

病巣側の左側の小脳失調，ホルネル症候群，顔面の温痛覚障害，反対側の右側の体幹四肢の温痛覚障害および構音障害と嚥下障害を呈した（図6）．

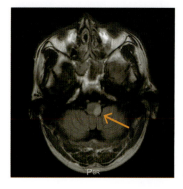

図6 ワレンベルク症候群を呈した延髄外側部の脳梗塞（FLAIR画像）

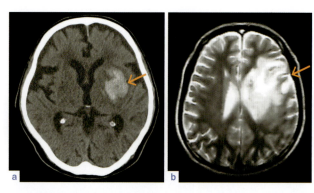

図7 ブローカ失語を呈した症例
a：被殻出血（→）（CT），b：MCAローランド前枝梗塞（→）（T2強調画像）

3 高次脳機能障害

1. 失語症（左半球損傷）

失語症では右手利きの95％以上，左手利きの75％以上の人が左脳の言語機能が優位である．そのため，左脳損傷で失語症になることが多い．

1) ブローカ失語
▶ブローカ失語
Broca aphasia

運動野下部皮質下や下前頭回（三角部・弁蓋部），弓状束などが障害されるとブローカ失語になる．脳内出血では被殻出血例に多い（図7a）．脳梗塞ではMCAローランド前枝の梗塞によるものが多い（図7b）．

2) ウェルニッケ失語
▶ウェルニッケ失語
Wernicke aphasia

上側頭回，中側頭回などを中心とする損傷で中大脳動脈の側頭枝の梗塞が多い（図8a）．また皮質下出血でも生じる（図8b）．

3) 全失語
▶全失語
global aphasia

脳梗塞では中大脳動脈起始部の閉塞例が多く（図9a, b），脳内出血では大きな被殻出血で生じることが多い（図9c）．また，急性期で広範な脳機能低下をきたしているときにも生じやすい．

4) 伝導失語
▶伝導失語
conduction aphasia

弓状束の損傷により復唱能力が低下し伝導失語を生じる（図10）．弓状束

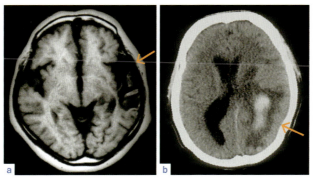

図8 ウェルニッケ失語を生じた症例
a：左側頭葉の中大脳動脈側頭枝の脳梗塞（→）（T1強調画像），b：左側頭葉皮質下出血（→）（CT）．

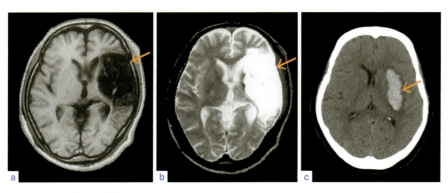

図9 全失語を呈した症例
a, b：左中大脳動脈起始部の梗塞（→），c：被殻出血（→）

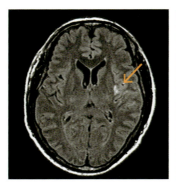

図10 弓状束の損傷（→）により伝導失語を生じた症例（FLAIR画像）復唱能力のみが際立って低下していた．

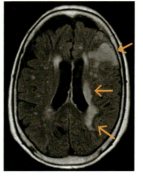

図11 左内頸動脈閉塞に伴う境界領域梗塞（→）で生じた超皮質性感覚失語例（FLAIR画像）

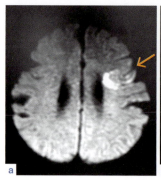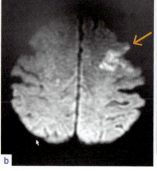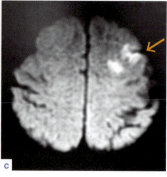

図12 非流暢性の超皮質性運動失語例（拡散強調画像）
左補足運動野の損傷（→）で発語の発動性の低下をきたした．

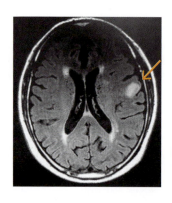

図13 発語失行を呈する症例（FLAIR画像）
中心前回下部皮質下を中心とする部位に脳梗塞がみられる（→）．

は側頭葉言語野から前頭葉言語野を結ぶ線維である．

5）超皮質性感覚失語

▶超皮質性感覚失語
transcortical sensory aphasia；TCS

超皮質性感覚性失語は，広範な言語野の損傷をもつが，非流暢性に関与する中心前回下部皮質下近傍と復唱に関与する弓状束に関連する部位の損傷はまぬがれている．MCA側頭枝前方の広範な損傷や，内頸動脈閉塞で境界領域梗塞が生じたものなどがなりやすい（図11）．

6）超皮質性運動失語

▶超皮質性運動失語
transcortical motor aphasia；TCM

前頭葉補足運動野の損傷に伴い，言語の発動性が低下し非流暢な発話が生じる（図12）．弓状束は残存していて復唱機能は良好である．

7）発語失行

▶発語失行
apraxia of speech

発語失行は音素の探索をしながら非流暢な発話をする．中心前回下部皮質下を中心とする損傷で，内言語を操作する部位や弓状束に損傷がない（図13）．

2．ゲルストマン症候群（左半球損傷）

▶ゲルストマン症候群
Gerstmann syndrome

左右失認，手指失認，失算，失書の4症候からなる症候群である．左角回近傍に限局した脳損傷と関連している（図14）．この部位は中大脳動脈の最末端である角回動脈に灌流される領域であり，単独の梗塞として生じやすい．また，出血ならば皮質下出血の形をとることが多い．

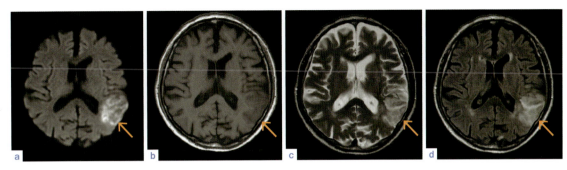

図14 ゲルストマン症候群を呈した症例
a：拡散強調画像，b：T1強調画像，c：T2強調画像，d：FLAIR画像
脳梁膨大レベルの側脳室後脚外側部が角回である．動脈では中大脳動脈の末端の角回動脈の梗塞（→）が多い．左角回損傷ではゲルストマン症候群が出現しやすい．

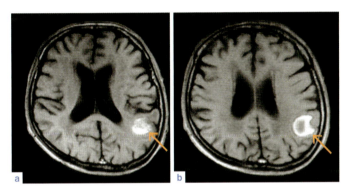

図15 観念失行の症例
発症20日目のT1強調画像．a：左頭頂葉後方の皮質下出血がみられる（→）．
b：リング状の所見（→）から亜急性期である．

角回は脳梁膨大のレベルの側脳室後脚の外側部にあたる．

3. 観念失行（左半球損傷）

▶観念失行
ideational apraxia

左頭頂葉後方で生じやすく，道具の操作や系列動作の障害がみられる．

図15の症例は，家事をしていて，包丁を使うのに，刃のほうを持ったり，切れるほうを上にしたりして，うまく使えないのに気づき，また，お茶を飲もうとしても，なかなか飲めないようになったため受診した．MRIを撮影したところ頭頂葉の皮質下出血であった．

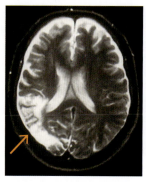 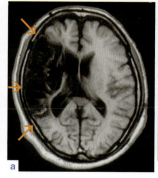 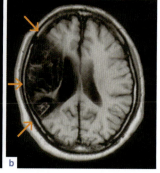

図16 右頭頂葉の脳梗塞（中大脳動脈頭頂枝領域の梗塞，T2強調画像）

図17 病態失認を呈した症例（T1強調画像）
a：脳梁膨大レベル，b：脳梁体部レベル．右半球の中大脳動脈領域の広範な損傷がみられる．

4. 半側無視（右半球損傷）

▶半側無視
hemineglect, unilateral spatial neglect；USN

　半側無視は損傷側と反対側の空間に注意が向かない症状で，右半球損傷で生じやすい（➡75頁，図3）．急性期には70〜80％程度に出現するといわれている．病巣が右半球ならば前頭葉，頭頂葉，後頭葉など広い範囲で半側無視が出現することが確認されているが，特に頭頂葉で出現する頻度が高い．

　図16の症例は，タクシーの運転をしていて，片側2車線の道路で左側のガードレールに激突した．自分ではどうして激突したのかまったくわからなかったため受診し，右頭頂葉の脳梗塞と診断されている．

5. 病態失認（右半球損傷）

▶病態失認
anosognosia

　麻痺のある自分の状態を把握できずに，麻痺していない，歩けるなどと言い，自分の病的な状態を否認する．病巣については一定の見解はないが右大脳の広範な損傷のときに出現しやすい（図17）．

第6章

頭部外傷

1 頭部外傷

> **Essence**
> - 急性硬膜外血腫では，凸レンズのように血腫が脳を圧迫する所見を呈する．
> - 急性硬膜下血腫では，脳の表面に三日月型の血腫がみられる．
> - 慢性硬膜下血腫では，CTとT1強調画像，FLAIR画像では黒，T2強調画像では白の三日月型の血腫がみられる．
> - 外傷性くも膜下出血では，外側溝や脳溝に出血がみられる．
> - 脳挫傷では組織の挫滅と出血を伴い，周辺に浮腫がみられる．
> - びまん性軸索損傷では，損傷が微細なためMRIでも描出困難な場合が多い．

頭部外傷には，急性硬膜外血腫，急性硬膜下血腫，慢性硬膜下血腫，外傷性くも膜下出血，脳挫傷，びまん性軸索損傷がある．

▶急性硬膜外血腫
acute epidural hematoma

1 急性硬膜外血腫

外傷により硬膜の動脈が損傷を受け，圧の高い動脈性の出血が頭蓋骨と硬膜の間に入り，脳を硬膜の外から押すようになる．そのため画像では，凸レンズのように血腫が脳を圧迫する所見を呈する（図1）．

▶急性硬膜下血腫
acute subdural hematoma

2 急性硬膜下血腫

外傷により，くも膜下腔の脳と髄膜の間を結ぶ架橋静脈や，髄膜の中の静脈洞が損傷することによって硬膜とくも膜の間に生じる静脈性の血腫である．出血は，①脳挫傷を伴い，挫傷部分から硬膜下に出血するものと，②脳と硬膜をつなぐ静脈の損傷によって生じ，脳挫傷はほとんどないものがある．
画像では，脳の表面に三日月型の血腫がみられることが特徴である（図2，3）．脳挫傷を伴うものは重篤になりやすい．

▶慢性硬膜下血腫
chronic subdural hematoma

3 慢性硬膜下血腫

頭を軽く打ったり，尻もちをついたりするといった軽微な外傷によるもの

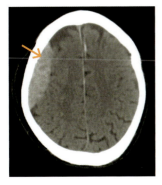

図1 急性硬膜外血腫（CT）
凸型の血腫で脳を圧迫している（→）．

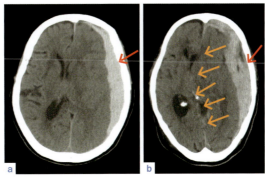

図2 急性硬膜下血腫（CT）
a：脳と硬膜の間に三日月型の血腫がみられる（→）．
b：数時間後，血腫の拡大（→）と圧迫によるmidline shift（正中線の偏位，→）がみられる．

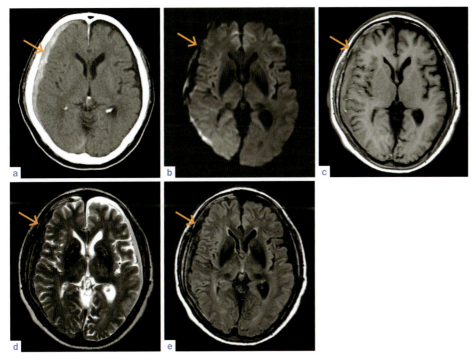

図3 急性硬膜下血腫
a：CT，b：拡散強調画像，c：T1強調画像，d：T2強調画像，e：FLAIR画像
CTでは高吸収域，MRIでは等～低信号域としてみられる．

が多く，数か月かけて硬膜と脳の間に徐々に血腫ができる状態である（図4）．脳が圧迫されると頭痛や片麻痺，認知症などが生じることがあることから，数か月の間に急に出現した高齢者の認知症のときには慢性硬膜下血腫を疑い，画像所見を確認するとよい（図5）．早期であれば血腫の除去とともに認知症の軽減がみられることがある（治療可能な認知症）．血腫が左右いずれか片側だけであれば，片麻痺や失語症を呈することもあるが，両側であれば認知症が主症状として出現することが多い．また，脳萎縮の強い例では無症状

▶治療可能な認知症
treatable dementia

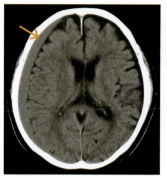
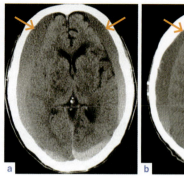

図 4 慢性硬膜下血腫
慢性になると CT では三日月型の等吸収〜低吸収を示す（→）．本症例では軽度の左片麻痺を呈した．

図 5 慢性硬膜下血腫
CT で左右両側に三日月型の等吸収域の血腫がみられる（→）．本症例の症状は数か月前の転倒による軽度頭部打撲と急速に増悪した認知症である．

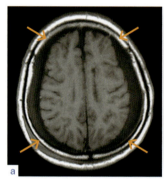
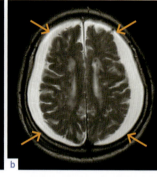
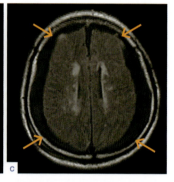

図 6 慢性硬膜下水腫
数か月以上経過した慢性硬膜下血腫では T1 強調画像（a），FLAIR 画像（c）で低信号域，T2 強調画像（b）で高信号域となり，慢性硬膜下水腫としてとらえられる．

のこともある．古い病変では血液の成分がなくなって水腫となる（図 6）．そのため，CT，T1 強調画像，FLAIR 画像で黒く，低吸収域，低信号域を示し，T2 強調画像で白い高信号域を呈することがあり，発症からの経過時間を推定することもできる．

▶外傷性くも膜下出血
traumatic subarachnoid hemorrhage

④ 外傷性くも膜下出血

外傷が原因で生じたくも膜下腔への出血である．外側溝や脳溝に出血がみられる（図 7，8）．脳挫傷からくも膜下腔へ出血することもある．

▶脳挫傷
cerebral contusion

⑤ 脳挫傷

外傷による脳組織の挫滅である．その部位に出血（外傷性脳内出血）を伴う場合も多い（図 9）．脳挫傷部の出血と浮腫から，頭痛，意識障害，痙攣，片麻痺，言語障害などさまざまな症状が出現する．

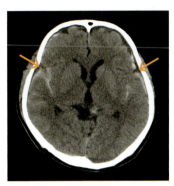

図7 交通外傷による頭部打撲後の外傷性くも膜下出血（CT）
右外側溝や左前頭葉くも膜下腔に血腫が入り込んでいるのがわかる．

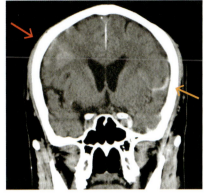

図8 外傷性くも膜下出血
CT冠状断で左外側溝（くも膜下）に高吸収域の出血がみられる．右側は脳挫傷による脳内の血腫である．このように外傷を受けた右側の直撃損傷（→）と，その反対側（左側）で対側損傷（→）が認められることがある．

▶直撃損傷
coup injury

▶対側損傷
contrecoup injury

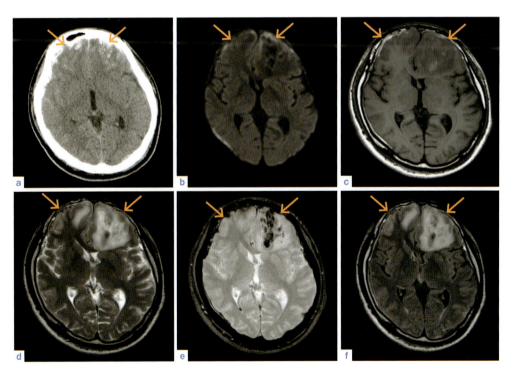

図9 交通外傷による前頭葉脳挫傷
発症当日のCT（a）では左右前頭葉前方に散在した高吸収域がみられる．MRIでは拡散強調画像（b），T1強調画像（c），T2強調画像（d），FLAIR画像（e），T2*強調画像（f）で左右両側前頭葉に脳挫傷がみられる．T2*強調画像では低信号になり，脳内に出血していることがわかる．

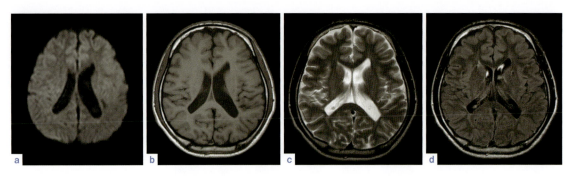

図10 びまん性軸索損傷
a：拡散強調画像，b：T1強調画像，c：T2強調画像，d：FLAIR画像
17歳時の交通事故による脳損傷．手足の麻痺は軽度であるが，遂行機能障害，情動障害，軽度の小脳失調などの症状をきたしている．この画像は20歳のときのものである．明確な病巣はないが，年齢に比べ脳室の拡大があり，脳全体の萎縮が考えられる．

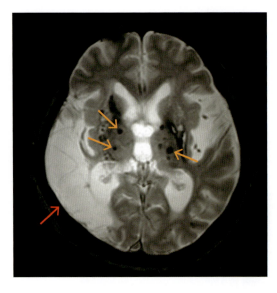

図11 びまん性軸索損傷
交通外傷後に人格変化，遂行機能障害，道徳障害などをきたした（行政的）高次脳機能障害例．発症2年後のT2*強調画像．右側頭葉は外傷時の血管閉塞による梗塞後の側頭葉損傷（→）であるが，左右の基底核周辺の黒い低信号域は，多発性の出血の跡（→）を示している．

▶びまん性軸索損傷
diffuse axonal injury

❻ びまん性軸索損傷

　大脳皮質髄質境界部，脳梁，脳幹などにびまん性の損傷をきたし，前頭葉症状などの高次脳機能障害や小脳失調をきたす．損傷は微細で，MRIでも明確な描出が困難であるが，数年経過すると脳全体の萎縮などが観察できるようになることがある（図10）．また，外傷時の基底核周辺の多発性の微小出血はT2*強調画像でわかることもあり，重要な所見である（図11）．

第7章

脳腫瘍

1 脳腫瘍

> **Essence**
> - 神経膠腫では，MRI で周囲に浮腫が強く，境界不明瞭で厚い壁をもった不均一な陰影を呈する．
> - 悪性リンパ腫では，造影 CT，造影 MRI で均一に増強される病変がみられる．
> - 転移性脳腫瘍は，リング状に造影されることが多く，周囲に強い浮腫を伴う．
> - 髄膜腫は，髄膜由来の良性腫瘍で周囲に浮腫を伴うことは少ないが，造影効果が著明で境界明瞭である．
> - 聴神経鞘腫は小脳橋角部に好発する良性腫瘍で，境界明瞭で浮腫は少ない．

　脳腫瘍は脳組織由来の原発性脳腫瘍と，癌などの脳転移による転移性脳腫瘍があり，原発性脳腫瘍には，神経膠芽腫などの悪性のものと，髄膜腫に代表される良性の腫瘍がある．

1 悪性腫瘍

1. 神経膠腫

▶神経膠腫
glioma

▶神経膠芽腫
glioblastoma

　成人の原発性腫瘍のなかで最も多く，約 28％を占める．悪性度でグレード 1〜4 に分かれる（表 1，2）．悪性度は 1，2 が低く，3，4 が高い．最も悪性度の高いものに神経膠芽腫がある．

　神経膠芽腫は浸潤性がきわめて強く，多発することも多い．MRI では，腫瘍内は不均一で，境界不明瞭で厚い不均一な壁をもち，周囲に浮腫の強い陰影を呈する（図 1，2）．症状は発生した場所の脳機能障害を示し，頭痛，意欲障害，高次脳機能障害など多彩である．しかし浮腫が強くなって圧迫されるまで症状を示さないこともあり，注意を要する．

表1 神経膠腫のグレード分類（WHO）

グレード	悪性度	平均生存期間	原発性脳腫瘍の種類
1	良性	健常者と同程度	髄膜腫，下垂体腺腫，神経鞘腫
2	やや悪性	5年以上	びまん性星細胞腫，乏突起膠腫，上衣腫
3	悪性	2～3年	退形成性星細胞腫，退形成性乏突起膠腫
4	きわめて悪性	1年以内	神経膠芽腫，髄芽腫

表2 神経膠腫の種類と好発部位

種類	好発部位	グレード
神経膠芽腫 (glioblastoma)	成人の大脳半球	4
星細胞腫 (astrocytoma)	成人の大脳半球 小児の小脳半球	2～3
上衣腫 (ependymoma)	脳室内腫瘍	2
乏突起膠腫 (oligodendroglioma)	成人の大脳半球深部	2
髄芽腫 (medulloblastoma)	小児の小脳虫部	4

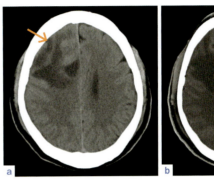
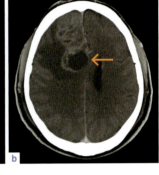

図1 神経膠芽腫（CT）
a：造影剤を投与しないCTでは，黒い低吸収域が広がっている．
b：造影剤を投与した造影CTでは右前頭葉内側に腫瘍があり，外側に広範な浮腫が広がっているのがわかる．

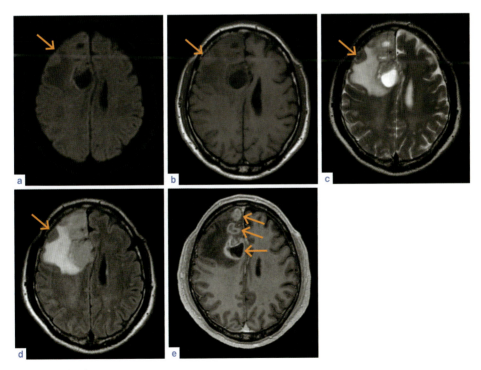

図2 神経膠芽腫
拡散強調画像（a），T1強調画像（b）では広く低信号域になっていてわかりづらいが，T2強調画像（c，強調された白），FLAIR画像（d，ややぼやけた白），造影T1強調画像（e，内腔が黒で辺縁不整なリング状の造影効果を認める）では多発性に腫瘍があり，その周りに高度な浮腫を伴って，圧迫により正中偏位しているのがわかる．

▶リング状造影効果
ring enhancement

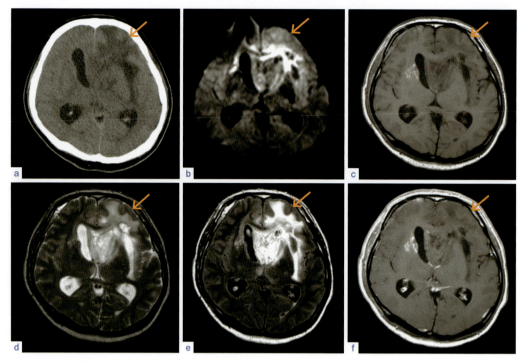

図3 悪性リンパ腫
a：CT，b：拡散強調画像，c：T1強調画像，d：T2強調画像，e：FLAIR画像，f：造影T1強調画像
左前頭葉内側面に発生した悪性リンパ腫で前頭葉外側面にかけて強い浮腫を伴う．造影効果はわずかであるが内部までみられ，神経膠芽腫とは異なる所見を示す．

▶悪性リンパ腫
malignant lymphoma

2. 悪性リンパ腫

　浸潤性が非常に強く，悪性度の高い腫瘍で，境界もはっきりしないのが特徴である．CTでは等〜高吸収域，造影CT，造影MRIでは，均一にやや増強される病変がみられる（図3）．脳浮腫が非常に強く，圧迫所見などを伴う．約半数は前頭葉に発生する．

▶転移性脳腫瘍
metastatic brain tumor

3. 転移性脳腫瘍

　原発悪性腫瘍の脳への転移によって生じ，脳腫瘍のうち10％以上を占める．肺癌が，最も多く，半数以上を占め，次いで乳癌，直腸癌，甲状腺癌，腎癌，消化器癌などが続く．症状は頭痛，嘔吐，てんかんなどであるが，腫瘍内出血により突然症状をきたすこともある．

　画像所見は低信号〜高信号までさまざまであるが，広範な浮腫を伴い，造影によりリング状に増強されることが多い（図4，5）．また多発性になることも特徴である（図6）．

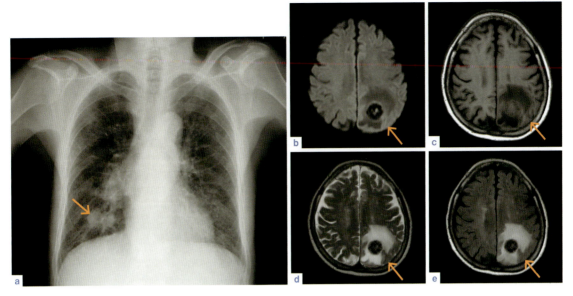

図4 転移性脳腫瘍
a：原発の肺癌．右下肺野に肺癌が認められる（X線，→）．
b〜e：肺癌の脳転移．b：拡散強調画像，c：T1強調画像，d：T2強調画像，e：FLAIR画像．病巣の周りに強い浮腫を認める（→）．

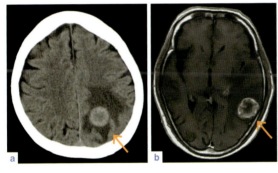

図5 転移性脳腫瘍
造影CT（a）や造影T1強調画像（b）でリング状の造影効果を認める（→）．

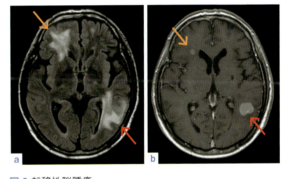

図6 転移性脳腫瘍
a：FLAIR画像，b：造影T1強調画像
多発することも多く，右前頭葉皮質下（→）と左角回皮質下（→）に転移している．

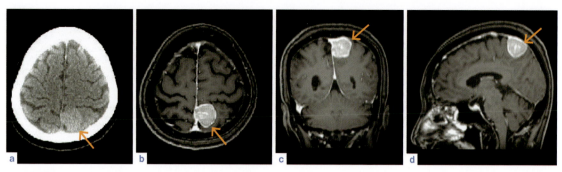

図7 髄膜腫
CT（**a**）ではわずかに高吸収域になり，造影T1強調画像（**b〜d**）では均一で明瞭な浮腫を伴っていない腫瘍像が認められる（→）．

② 良性腫瘍

▶髄膜腫
meningioma

1．髄膜腫

　髄膜から脳の外に発生する良性腫瘍．脳腫瘍のなかで2番目に多く，約26％を占め，中年女性に多い．症状は圧迫する部位によりさまざまであり，てんかんで発症することもある．
　CTではわずかに高吸収域になるものが多く（図7a），造影すると高度かつ均等に増強され境界明瞭な病巣を呈する．MRIでは浮腫が少なく，T1強調画像，T2強調画像とも多様な信号を示す．造影効果は著明である（図7b〜d）．

▶聴神経鞘腫
acoustic schwannoma

2．聴神経鞘腫

　内耳神経に好発する聴神経鞘腫で，末梢神経の髄鞘を形成するシュワン細胞由来の良性腫瘍．症状は難聴，耳鳴り，水平性眼振，めまいなどである．小脳橋角部がCTで低〜等吸収域，T1強調画像で低信号，T2強調画像で高信号，造影像で著明な効果がみられる（図8）．

▶松果体腫瘍
pineal tumor

3．松果体腫瘍

　多くは無症状であるが，時に中脳水道を圧迫して水頭症を生じ，頭痛が症状として出ることがある（図9）．

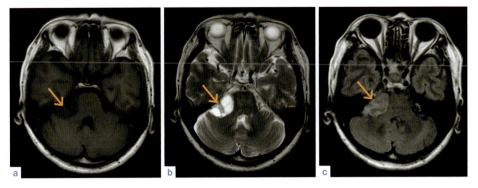

図8 聴神経鞘腫
難聴で発症．右小脳橋角部にT1強調画像（a）で低信号，T2強調画像（b）で高信号，FLAIR画像（c）で等信号の聴神経鞘腫がみられる．

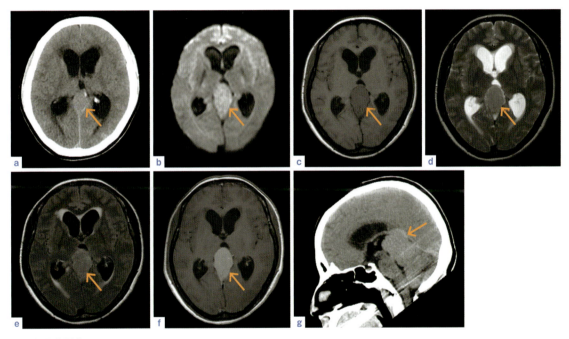

図9 松果体腫瘍
松果体の部位に腫瘍を認める（→）．松果体腫瘍のため中脳水道を圧迫し水頭症をきたしている．CT（a），T1強調画像（c），T2強調画像（d），FLAIR画像（e）では等信号，造影T1強調画像（f）でほぼ均一な造影効果がある．b：拡散強調画像．g：CT矢状断．

第8章

認知症

1 認知症

> **Essence**
> - アルツハイマー型認知症では，初期には正常所見とほとんど変わらないが，進行すると海馬や側頭葉内側面を中心に萎縮がみられ，脳溝や脳室が拡大する．
> - レビー小体型認知症では，アルツハイマー型認知症とほぼ同じ所見を呈するが，海馬の萎縮は軽度である．
> - 前頭側頭型認知症では，前頭葉，側頭葉の萎縮とSPECTで血流低下がみられる．
> - 脳血管性認知症では，脳梗塞や脳内出血などの所見がみられる．

認知症は，加齢による脳の病的な変性によって生じる変性性認知症と脳血管障害によって生じる脳血管性認知症がある．変性性認知症にはアルツハイマー型認知症，レビー小体型認知症，前頭側頭型認知症がある．

▶アルツハイマー型認知症
Alzheimer type dementia；
AD

1 アルツハイマー型認知症

認知症のなかで最も多く，記憶障害，見当識障害などを中核症状とする．
画像所見としては，初期にはほとんど正常と変わらないが，進行すると，記憶を担う海馬や側頭葉内側面を中心に萎縮がみられ，認知機能をつかさどる大脳皮質の萎縮により脳溝や脳室が拡大する．海馬は側頭葉内側にあり，萎縮は著明である．側頭葉の萎縮と脳溝拡大による外側溝と側頭葉前方の拡大が特徴的である（図1～4）．

▶レビー小体型認知症
dementia with Lewy bodies；
DLB

2 レビー小体型認知症

進行性変動性の認知障害，幻視，パーキンソニズムなどの症状を認める．画像はアルツハイマー型認知症とほぼ同じであるが，海馬の萎縮は軽度である．

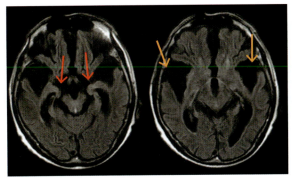
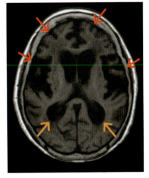

図1 アルツハイマー型認知症（FLAIR画像）
海馬の著明な萎縮（→），側頭葉をはじめとする大脳皮質の萎縮から脳溝や外側溝の拡大（→）がみられる．

図2 アルツハイマー型認知症（T1強調画像）
同様に上方のスライスでは前頭葉の萎縮（→）や脳室の拡大が認められる（→）．

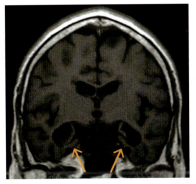
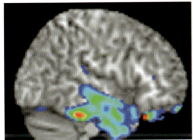
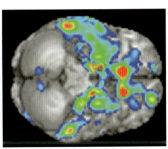

図3 アルツハイマー型認知症（T1強調画像冠状断）
左右の海馬の萎縮（→）は冠状断でわかりやすい．

図4 アルツハイマー型認知症（SPECT）
脳底眼窩部と側頭葉の血流低下がみられる．

3　前頭側頭型認知症

▶前頭側頭型認知症
frontotemporal dementia；FTD

40〜60歳の初老期に生じる認知症で，自発性低下，感情鈍麻，脱抑制，人格変化，行動異常，病識欠如などの症状をもつ．

MRIなどの画像では前頭葉，側頭葉の萎縮（図5）とSPECTで血流低下がみられる（図6）．

4　脳血管性認知症

▶脳血管性認知症
vascular dementia；VaD

脳梗塞・脳内出血・くも膜下出血などの脳血管障害によって生じる認知症で，アルツハイマー型認知症の次に多く，全認知症の20〜30％を占める．症状は自発性低下，抑うつ，遂行機能障害，情動失禁などで，脳血管障害が

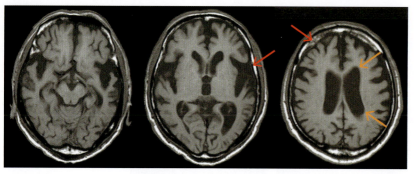
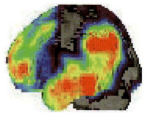

図5 前頭側頭型認知症（T1強調画像）
前頭葉・側頭葉の萎縮（→），大脳皮質の萎縮のため脳室の拡大がみられる（→）．海馬の萎縮は軽度である．CTよりMRIのほうが評価しやすい．

図6 前頭側頭型認知症（SPECT）
前頭葉・側頭葉の血流低下がみられる．

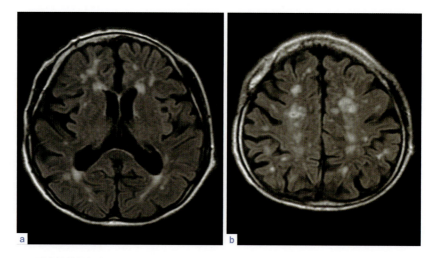

図7 脳血管性認知症（FLAIR画像）
ラクナ型脳梗塞が左右皮質下に多発している．前頭葉皮質下（a），前頭葉～頭頂葉皮質下（b）のラクナ梗塞のため自発性低下，情動障害が階段状に進行した．

生じるごとに階段状に進行する．物忘れは軽度で自覚があることも多く，まだら認知症を示す．運動麻痺・感覚麻痺や構音・嚥下障害（仮性球麻痺），脳血管性パーキンソニズムを伴うこともある．

画像所見では，梗塞や出血などの脳血管障害がみられる（図7）．

第9章

神経難病

1 神経難病

> **Essence**
> - 多系統萎縮症では，進行すると T2 強調画像で脳幹部に白い十字が見える．
> - 多発性硬化症では，矢状断の FLAIR 画像で ovoid lesion，T1 強調画像で T1 black hole がみられる．
> - 筋萎縮性側索硬化症では，脳に特異的な所見はみられないが，矢状断で舌の著明な萎縮を認めることがある．
> - パーキンソン病では認知症などの合併がないかぎり形態的な変化は乏しい．
> - 進行性核上性麻痺では，矢状断の MRI でハチドリのくちばし様変化を認める．

▶脊髄小脳変性症
spinocerebellar degeneration；SCD

1 脊髄小脳変性症

　小脳やその連絡線維の変性によって，主として小脳失調を生じる疾患であり，孤発性と遺伝性に分けられる（表1）．多系統萎縮症の画像所見を図1に示す．

▶多発性硬化症
multiple sclerosis；MS

2 多発性硬化症

▶内側縦束症候群
medial longitudinal fasciculus syndrome；MLF

　中枢神経系白質の炎症性の脱髄病変がいたるところで発生し（空間的多発），再発と寛解を繰り返す（時間的多発）のが特徴で，若年女性に多い疾患である．症状は視力低下，複視（MLF 症候群），運動麻痺，感覚障害，排尿障害などがある．レルミット徴候や，ウートホフ徴候なども特異的である．髄液中のオリゴクローナルバンドの検出率が高いことも特徴である．

> **レルミット徴候** Lhermitte sign．頸部を前屈すると背中に電撃痛が放散する現象．

> **ウートホフ徴候** Uhthoff sign．熱い風呂に入ったり，運動をしたりして体温を上げると神経症状が悪化する現象．

　画像では，MRI にて頭部や脊髄に多数の斑状病変を有する．なかでも側脳室壁と垂直の方向に長い，卵円形の深部白質病変や髄質静脈周囲の炎症を反映し，矢状断の FLAIR 画像でわかりやすい **ovoid lesion**（Dawson's finger）や，急性期の浮腫のために T1 強調画像で低信号を示す **T1 black hole** などは特徴的な所見である（図2, 3）．

表1 脊髄小脳変性症の分類

孤発性（sporadic）	多系統萎縮症	・MSA-C（オリーブ橋小脳変性症） ・MSA-P（線条体黒質変性症） ・シャイ–ドレーガー症候群
	皮質性小脳萎縮症	
遺伝性（hereditary）	常染色体性・優性	・SCA-1（spinocerebellar atrophy） ・SCA-2 ・SCA-3：マシャド–ジョセフ病 ・SCA-6 ・歯状核赤核淡蒼球ルイ体萎縮症
	常染色体性・劣性	・アプラキタシン欠損症 ・ビタミンE単独欠損性失調症 ・フリードライヒ運動失調症

▶多系統萎縮症
multiple system atrophy；MSA

▶オリーブ橋小脳変性症
olivopontocerebellar atrophy；OPCA

▶線条体黒質変性症
striatonigral degeneration；SND

▶シャイ–ドレーガー症候群
Shy-Drager syndrome；SDS

▶マシャド–ジョセフ病
Machado-Joseph disease；MJD

▶歯状核赤核淡蒼球ルイ体萎縮症
dentatorubral-pallidoluysian atrophy；DRPLA

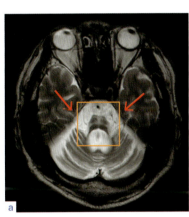
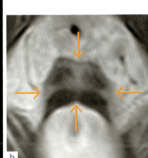
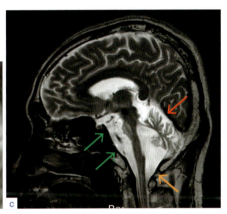

図1 多系統萎縮症
a，b：脳幹部の神経線維の萎縮によりT2強調画像では橋に白い十字の形がみえる（→）．また小脳と脳幹の著明な萎縮のために第4脳室が大きく拡大する（→）．
c：T2強調画像矢状断の画像では，脳幹部と小脳の萎縮（→）がみられ，そのため脳槽（→）と第4脳室（→）の拡大がみられる．

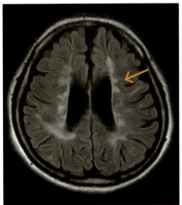
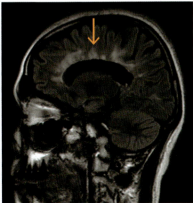
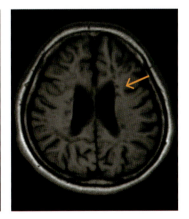

図2 多発性硬化症（FLAIR画像）
側脳室に垂直に長い卵円形の白い白質病変（ovoid lesion）を認める（→）．

図3 多発性硬化症（T1強調画像）
側脳室周辺に黒く低信号を示すT1 black holeが認められる（→）．

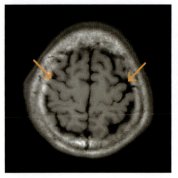
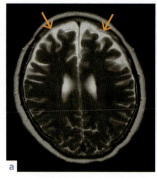

図4 筋萎縮性側索硬化症（T1 強調画像）
手足がまったく動かない状態でも運動野の萎縮はほとんどない（→）．

図5 筋萎縮性側索硬化症
a：T2 強調画像，b：T1 強調画像矢状断
ALS による認知症がある症例では，前頭葉内側面の萎縮（→）がみられることがある．

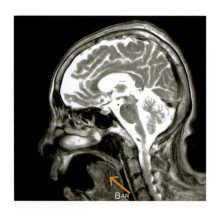

図6 筋萎縮性側索硬化症（T2 強調画像）
矢状断では舌の著明な萎縮がみられることがある（→）．

▶筋萎縮性側索硬化症
amyotrophic lateral sclerosis；ALS

③ 筋萎縮性側索硬化症

上位と下位の両方の運動ニューロンが変性し，全身の筋肉の萎縮が進行する疾患である．90％以上は孤発性で，残りの5〜10％が遺伝性であり，平均生存率は3〜5年である．

脳画像では特異的なものはなく，四肢が動かなくなっても運動野などの脳萎縮はほとんどない（図4, 5）．矢状断で舌の著明な萎縮を認めることがある（図6）．

▶パーキンソン病
Parkinson disease

④ パーキンソン病

中脳黒質の細胞が変性することで，ドパミンが不足し，静止時振戦，筋固縮，動作緩慢，仮面様顔貌，すくみ足，小刻み歩行などの症状をきたす疾患である．病理学的には中脳黒質のメラニン含有細胞の脱落により肉眼的に黒質の色が薄くなり，淡く変化するが，画像では形態的な変化は明確ではない（図7）．

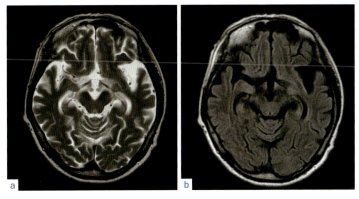

図7 パーキンソン病
a：T2強調画像，b：FLAIR画像
寝たきりの症例であるが，中脳黒質を含め明確な変化はない．

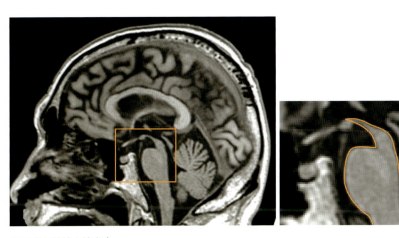

図8 進行性核上性麻痺
T1強調画像．中脳被蓋部の萎縮で，ハチドリのくちばし様の変化がみられる．また小脳の萎縮も軽度に認められる．

5 進行性核上性麻痺

　中年期以降に発症し，淡蒼球，視床下核，赤核，黒質，中脳被蓋部などの神経細胞の脱落により，転びやすさを特徴的な症状とし，眼球の運動障害，頸部後屈，パーキンソニズム，構音障害，嚥下障害，認知機能障害などをきたす疾患である．

　MRIでは中脳被蓋部の萎縮により正中矢状断で，ハチドリのくちばしのような形が見えるhummingbird appearanceと呼ばれる所見が特徴的である（図8）．

▶進行性核上性麻痺
progressive supranuclear palsy；PSP

第10章

その他の疾患

1 その他の疾患

> **Essence**
> - 脳膿瘍では，造影CT，造影T1強調画像で，**リング状造影効果**を認める．
> - 全身性エリテマトーデスでは，さまざまな所見を認める．
> - 脳アミロイドアンギオパチーでは，T2*強調画像で大脳白質や皮質下白質に黒い低信号の微細脳内出血の痕跡を多数認める．

▶脳膿瘍
brain abscess

1 脳膿瘍

細菌感染により脳実質内に膿が貯留したもの．中耳炎，副鼻腔炎などによる隣接部からの直接侵入や，先天性心疾患，細菌性心内膜炎などからの感染もある．発熱，頭痛や痙攣などがみられ，白血球増多やCRP上昇などの炎症所見がみられる．

CTで中心部の低吸収域，境界高吸収域，周辺低吸収域を認める（図1a）．T1強調画像で中心部低信号，境界部高信号，周辺低信号を，造影CT，造影T1強調画像でリング状造影効果を認める（図1b，図2e）．

▶リング状造影効果
ring enhancement

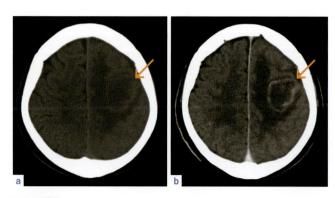

図1 脳膿瘍
a：単純CT．中心部の低吸収域，境界高吸収域，周辺低吸収域を認める（→）．
b：造影CT．リング状造影効果がみられる（→）．

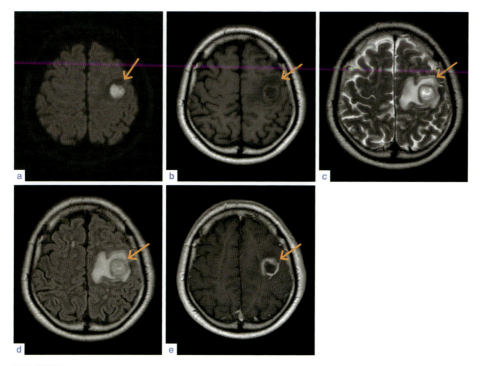

図2 脳膿瘍
拡散強調画像（a）で高信号（神経膠芽腫とは異なる），T1強調画像（b）で中心部低信号，境界部高信号，周辺低信号，T2強調画像（c）とFLAIR画像（d）で中心部高信号，境界部低信号，周辺高信号，造影T1強調画像（e）でリング状の造影効果がみられる（→）．

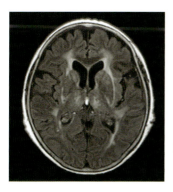

図3 全身性エリテマトーデス
うつ状態など精神症状をきたした症例でFLAIR画像で白質に多数の高信号域を認める．

② 全身性エリテマトーデス

▶**全身性エリテマトーデス**
systemic lupus erythematosus；SLE

SLEの神経症状は痙攣，髄膜炎，統合失調症様症状など多彩なものがある．画像所見においても，T2強調画像で白質の高信号病変，多発脳梗塞像，脳内出血，脳萎縮などさまざまなものがある（図3）．

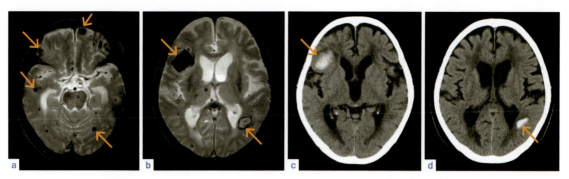

図4 脳アミロイドアンギオパチー
T2*強調画像で点在する黒い低信号域を認め（a, b →），多発性の皮質下出血の痕跡であることがわかる．右前頭葉と左後頭葉の皮質下出血はMRI撮影の数日前に生じている（c, d →）．

▶脳アミロイドアンギオパチー
cerebral amyloid angiopathy；CAA

❸ 脳アミロイドアンギオパチー

　皮質・皮質下の中小血管壁へのアミロイドの沈着による脳血管障害の1つである．再発を繰り返す皮質下出血が特徴．初期は無症状であるが，次第に認知症や神経症状をきたすようになる．アルツハイマー型認知症にも合併することがある．病理診断により確定する．

　画像所見は，T2*強調画像にて，大脳白質や皮質下白質に，黒い低信号の微細脳内出血の跡を多数認める．後頭葉や側頭葉に好発し，高血圧性脳内出血の好発部位である被殻や視床に少ないのも特徴である（図4）．

Check Sheet

各章で学習した内容を復習するための穴埋め問題です.
どれだけ内容を理解できたか腕試しをしてみましょう.

第1章 人間の脳の特徴

Q1 脳には山になっている(　　　　)と溝になっている(　　　　)がみられる.
Q2 大きな脳溝として(　　　　)と(　　　　)がある.
Q3 各脳回は(　　　　)で分類されている.

第2章 脳画像の基本

Q4 CTでは,骨は(　　　　),脳室は(　　　　),脳実質は(　　　　)に見える.
Q5 ヘリカルCTにより血管などの(　　　　)を得ることができる.
Q6 撮像断面はスライスする方向によって,(　　　　),(　　　　),(　　　　)にわけられる.
Q7 T1強調画像では脂肪や出血が(　　　　),時間の経過した梗塞が(　　　　)に見える.
Q8 T2強調画像では脳室,浮腫,炎症が(　　　　)に見える.
Q9 FLAIR画像は(　　　　)や(　　　　)の梗塞の診断に有用.
Q10 拡散強調画像は(　　　　)の脳梗塞の診断に有用.
Q11 fMRIは安静時と活動時の血流量の変化を画像化したもので,(　　　　)がはたらいている部位をとらえることができる.
Q12 SPECTは体内に投与したRIの分布を画像化したもので,RIの流れから(　　　　)の脳梗塞の閉塞部位を確認することができる.
Q13 MEGは脳表面のかすかな磁場が変化する現象を画像化したもので,脳内の(　　　　)を特定することができる.
Q14 tractographyは神経伝達時の軸索内の水の流れを見て白質の神経線維を描き出すもので,(　　　　)の損傷の有無などを確認することもできる.

解答

Q1 脳回,脳溝➡3頁／**Q2** 外側溝,中心溝➡3頁／**Q3** ブロードマンの脳地図➡4頁／**Q4** 白,黒,灰色➡9頁／**Q5** 3次元画像➡9頁／**Q6** 水平断,冠状断,矢状断➡11頁／**Q7** 白,黒➡14頁／**Q8** 白➡14頁／**Q9** 皮質部,脳室周辺➡14頁／**Q10** 急性期➡15頁／**Q11** 神経➡19頁／**Q12** 超早期➡19頁／**Q13** 活動部位➡21頁／**Q14** 運動神経➡21頁

第3章 脳の画像解剖

Q15 延髄のレベルでは，後下小脳動脈梗塞による（　　　　）が重要．
Q16 小脳のレベルでは，（　　　　）の形が上下を判別する目印となる．
Q17 ペンタゴンのレベルでは，脳槽の5角形が（　　　　）に一致する．
Q18 ダビデの星のレベルでは，（　　　　）の前方の切れ込みが目印になる．
Q19 中脳のレベルでは，上丘や（　　　　）のレベルに一致する．
Q20 前交連のレベルでは，（　　　　）が観察できる．
Q21 モンロー孔のレベルでは，（　　　　）が見られる．
Q22 松果体のレベルでは，（　　　　）や視床，内包が明確に見える．
Q23 脳梁膨大のレベルを境に，外側部についてはこのレベルより上は（　　　　），下は（　　　　）となる．
Q24 脳梁体部のレベルとハの字のレベルでは，側脳室の外側に（　　　　）が見られる．
Q25 高さ不明のレベルは下から，（　　　　）のレベル，（　　　　）のレベル，（　　　　）が中央に見えないレベル，（　　　　）が大脳縦裂まで達するレベルに分けられる．
Q26 冠状断は，（　　　　）の萎縮や（　　　　）の左右差の確認に適している．
Q27 矢状断では，脳梁や（　　　　），脳幹や脊髄までのつながりがよくわかる．
Q28 大脳の支配血管は（　　　　），（　　　　），（　　　　），ウィリス動脈輪周辺から出る（　　　　）に分けられる．
Q29 水平断では，前方より30°が（　　　　），30°～120°の90°が（　　　　），後方60°が（　　　　）の支配と覚える．
Q30 運動野と感覚野の同定には（　　　　）を手がかりにする方法がある．
Q31 運動野と感覚野は中心溝を境に（　　　　）と（　　　　）で向かい合っている．
Q32 （　　　　）は運動野と感覚野に前後して見られる．
Q33 ブローカ野は（　　　　）から同定する．
Q34 ウェルニッケ野は（　　　　）を目印に同定する．
Q35 縁上回，角回は（　　　　）から同定する．

解答

Q15 ワレンベルク症候群→24頁／**Q16** 第4脳室→26頁／**Q17** ウィリス動脈輪→28頁／**Q18** 橋→29頁／**Q19** 動眼神経→30頁／**Q20** 視床下部→31頁／**Q21** 聴放線→32頁／**Q22** 大脳基底核→33頁／**Q23** 頭頂葉，側頭葉→34頁／**Q24** 放線冠→35頁／**Q25** 半卵円中心，帯状溝，中心溝，中心溝→37頁／**Q26** 海馬，橋→49頁／**Q27** 帯状回→49頁／**Q28** 前大脳動脈，中大脳動脈，後大脳動脈，穿通枝→50頁／**Q29** 前大脳動脈，中大脳動脈，後大脳動脈→50頁／**Q30** 帯状溝辺縁枝→54頁／**Q31** T字，逆T字→57頁／**Q32** central knob→57頁／**Q33** 外側溝上行枝→60頁／**Q34** ヘシュル回→61頁／**Q35** 頭頂間溝→62頁

第4章　脳の機能局在

Q36 運動野（4野）は，運動神経（　　　　　）の出発点である．

Q37 運動前野（6野）は，運動野に送る（　　　　　）をつかさどる．

Q38 補足運動野（6～8野）は（　　　　　）や（　　　　　）のスイッチON-OFFの役割を果たす．

Q39 （　　　　　）（8・9・10・11・12・44・45・46・47野）は，注意，推理，判断，創造，想像，性格，遂行機能，作業記憶と関連している．

Q40 体性感覚野（3・1・2野）は，（　　　　　）や（　　　　　）の体性感覚をつかさどる．

Q41 上頭頂小葉（5・7野）は，体性感覚の0.5～1.0秒以内の（　　　　　）に関与する．

Q42 角回（39野）損傷では，左右失認，手指失認，失算，失書の4つの症状が重なって現れることがあり，これを（　　　　　）という．

Q43 一次視覚野（17野）では，前方が（　　　　　）視野，後方が（　　　　　）視野，鳥距溝上方が（　　　　　）視野，鳥距溝下方が（　　　　　）視野になる．

Q44 視覚連合野（18・19野）は視覚像を認識する部位であり，色，形，大きさなどの（　　　　　）がある．

Q45 ヘシュル回（41・42野）は，（　　　　　）であり，言語音の認知と把持を行う．

Q46 聴覚連合野（22・21野）は，左聴覚連合野で，言語音の認知・弁別に関与し，（　　　　　）が生じやすい．右聴覚連合野で環境音の認知に関与する．

Q47 下側頭葉（20野）は，（　　　　　），（　　　　　）に関与する．

Q48 紡錘状回（37野）は（　　　　　）の選択的中枢である．損傷により（　　　　　）も生じることがある．

Q49 扁桃体は（　　　　　）の発現にかかわる．

Q50 脳梁は左右の大脳を結ぶ（　　　　　）の場所である．

Q51 尾状核は脳幹網様体などの（　　　　　）である．

Q52 被殻は（　　　　　）の中継点であるが，明確な機能はわかっていない．

解答

Q36 錐体路➡66頁／Q37 運動のプログラム➡66頁／Q38 運動，感情➡67頁／Q39 前頭前野➡68頁／Q40 表在感覚，深部感覚➡73頁／Q41 短期記憶➡73頁／Q42 ゲルストマン症候群➡76頁／Q43 周辺，中心，下方，上方➡77頁／Q44 視覚認識機能➡77頁／Q45 一次聴覚中枢➡81頁／Q46 ウェルニッケ失語➡81頁／Q47 形態視覚，形態認知➡82頁／Q48 漢字，相貌失認➡82頁／Q49 情動➡83頁／Q50 線維連絡➡84頁／Q51 中継核➡84頁／Q52 錐体外路系➡84頁

第5章　脳血管障害

Q53 脳内出血では画像所見の（　　　　　　）を押さえることが大切である．

Q54 脳内出血のCTでは，病変部位が（　　　　　　）（発症当日）→（　　　　　　）（発症数日〜数週）→（　　　　　　）（1か月以上）に変化する．

Q55 脳内出血のT1強調画像では，病変部位が（　　　　　　）（発症当日）→（　　　　　　）（発症数日〜数週）→（　　　　　　）（1.5か月以上）に変化する．

Q56 脳内出血のT2強調画像とFLAIR画像では，病変部位が（　　　　　　）（発症当日）→（　　　　　　）（発症当日〜数週）→（　　　　　　）（数か月）→（　　　　　　）（5〜10年）→（　　　　　　）（それ以上）に変化する．

Q57 脳梗塞では画像所見の（　　　　　　）を押さえることが大切である．

Q58 脳梗塞のCTでは，発症当日には異常所見を認めないか，（　　　　　　）を認める．その後，（　　　　　　）（発症数日）→（　　　　　　）（2〜3週）→（　　　　　　）（1か月以上）に変化する．

Q59 脳梗塞のT1強調画像では，発症（　　　　　　）時間以内は異常所見を認めない．その後，（　　　　　　）くなる．

Q60 脳梗塞のT2強調画像とFLAIR画像では，発症（　　　　　　）時間以内は異常所見を認めない．その後，（　　　　　　）くなる．

Q61 脳梗塞の拡散強調画像では，発症（　　　　　　）時間が経過すると病変部位が（　　　　　　）くなる．（　　　　　　）か月以上経つと（　　　　　　）になる．

Q62 脳梗塞は，（　　　　　　），（　　　　　　），（　　　　　　）に大きく分類される．

Q63 くも膜下出血が疑われる場合には，短時間で撮影できる（　　　　　　）により診断されることが多い．

Q64 くも膜下出血はCTで，（　　　　　　）が白く描出されるのが典型的所見である．

Q65 くも膜下出血の術後合併症として（　　　　　　）があり，これが生じると脳梗塞の原因となる．

Q66 脳動静脈奇形は（　　　　　　）を生じることが多い．

Q67 脳動静脈奇形は（　　　　　　）や（　　　　　　）で指摘しやすい．

Q68 もやもや病は血管造影で（　　　　　　）した陰影が見える．

Q69 脳幹に病巣がある場合，（　　　　　　）を示す．

Q70 （　　　　　　）では失語症，ゲルストマン症候群，観念性失行を，（　　　　　　）では半側無視，病態失認を生じる．

解答

Q53 経時的変化→88頁／**Q54** 白，白の周りに黒，黒→88頁／**Q55** 淡い黒〜淡い白，淡い黒の周りに白（リング状），黒→88頁／**Q56** 淡い白，白の周りに淡い白，白，黒，白→88頁／**Q57** 経時的変化→96頁／**Q58** early CT sign，黒，foggy effect，黒→96頁／**Q59** 8，黒→98頁／**Q60** 8，白→98頁／**Q61** 2，白，1，灰色→98頁／**Q62** アテローム型脳血栓症，穿通枝動脈血栓症（ラクナ型脳梗塞，分枝粥腫型梗塞），心原性脳塞栓症→101頁／**Q63** CT→110頁／**Q64** 脳槽→110頁／**Q65** 血管攣縮→113頁／**Q66** 皮下出血→115頁／**Q67** 血管造影，MRA→115頁／**Q68** もやもや→116頁／**Q69** 交代性片麻痺→117頁／**Q70** 左半球損傷，右半球損傷→120頁

第6章　頭部外傷

Q71 急性硬膜外血腫では，（　　　　　）のように血腫が脳を圧迫する所見を呈する．

Q72 急性硬膜下血腫では，脳の表面に（　　　　　）の血腫がみられる．

Q73 慢性硬膜下水腫では，CTとT1強調画像，FLAIR画像では黒，T2強調画像では白の（　　　　　）の所見がみられる．

Q74 外傷性くも膜下出血では，（　　　　　）や（　　　　　）に出血がみられる．

Q75 脳挫傷では組織の挫滅と出血を伴い，周辺に（　　　　　）がみられる．

Q76 （　　　　　）では，損傷が微細なためMRIでも描出困難な場合が多い．

第7章　脳腫瘍

Q77 神経膠腫では，MRIで周囲に（　　　　　）が強く，境界不明瞭で厚い壁をもった（　　　　　）な陰影を呈する．

Q78 転移性脳腫瘍は，（　　　　　）に造影されることが多く，周囲に強い浮腫を伴う．

Q79 髄膜腫は，髄膜由来の良性腫瘍で周囲に浮腫を伴うことは少ないが，（　　　　　）が著明で境界明瞭である．

Q80 聴神経鞘腫は小脳橋角部に好発する良性腫瘍で，（　　　　　）で浮腫は少ない．

第8章　認知症

Q81 アルツハイマー型認知症では，初期には正常所見とほとんど変わらないが，進行すると（　　　　　）や（　　　　　）を中心に萎縮がみられ，（　　　　　）や（　　　　　）が拡大する．

Q82 レビー小体型認知症では，アルツハイマー型認知症とほぼ同じ所見を呈するが，（　　　　　）の萎縮は軽度である．

Q83 前頭側頭型認知症では，（　　　　　），（　　　　　）の萎縮とSPECTで（　　　　　）がみられる．

Q84 脳血管性認知症では，（　　　　　）や（　　　　　）などの所見がみられる．

解答

Q71 凸レンズ➡126頁／**Q72** 三日月型➡126頁／**Q73** 三日月型➡126頁／**Q74** 外側溝，脳溝➡128頁／**Q75** 浮腫➡128頁／**Q76** びまん性軸索損傷➡130頁／**Q77** 浮腫，不均一➡132頁／**Q78** リング状➡134頁／**Q79** 造影効果➡136頁／**Q80** 境界明瞭➡136頁／**Q81** 海馬，側頭葉内側面，脳溝，脳室➡140頁／**Q82** 海馬➡140頁／**Q83** 前頭葉，側頭葉，血流低下➡141頁／**Q84** 脳梗塞，脳内出血➡141頁

第9章　神経難病

Q85 多系統萎縮症では，進行すると脳幹部に T2 強調画像で白い（　　　）がみえる．

Q86 多発性硬化症では，矢状断の FLAIR 画像で（　　　），T1 強調画像で（　　　）がみられる．

Q87 筋萎縮性側索硬化症では，脳に特異的な所見はみられないが，矢状断で（　　　）の著明な萎縮を認めることがある．

Q88 進行性核上性麻痺では，矢状断の MRI で（　　　）を認める．

第10章　その他の疾患

Q89 脳膿瘍では，造影 CT，造影 T1 強調画像で，（　　　）増影効果を認める．

Q90 脳アミロイドアンギオパチーでは，T2* 強調画像で大脳白質や皮質下白質に（　　　）微細脳内出血の痕跡を多数認める．

解答

Q85 十字 ➡ 144 頁／Q86 ovoid lesion, T1 black hole ➡ 144 頁／Q87 舌 ➡ 146 頁／Q88 ハチドリのくちばし様変化 ➡ 147 頁／Q89 リング状 ➡ 150 頁／Q90 黒い ➡ 152 頁

索引

和文

あ・い

悪性リンパ腫　134
アテローム型脳血栓症　101
アテローム硬化　101
アルツハイマー型認知症（AD）
　　　　140
アントン症候群　79
位置決め，頭部CTの　11

う

ウィスコンシン・カード・ソーティ
　ングテスト（WCST）　69
ウィリス動脈輪　28, 50
ウィリス動脈輪閉塞症　116
ウインドウ幅（WW）　9
ウインドウレベル（WL）　9
ウートホフ徴候　144
ウェーバー症候群　118
ウェルニッケ失語　81, 120
ウェルニッケ野　61
うつ病　72
運動持続困難症　67
運動性半側無視　67
運動前野　66
運動麻痺　117
運動野　54, 66
　──の体部位局在　58

え・お

エピソード記憶　82
縁上回　62, 76
延髄のレベル　24
オリーブ橋小脳変性症（OPCA）
　　　　145

か

外傷性くも膜下出血　128
外傷性脳内出血　128
外側溝　3, 34

海馬　49
海馬回　4
海馬傍回　82
角回　62, 76
角回動脈　53
　──の梗塞　104
拡散強調画像（DWI）　15
拡散テンソル画像　21
核磁気共鳴（NMR）　13
下前頭回　4
下前頭溝　4
画像失認　78, 82
画像所見の経時的変化
　──，脳梗塞　100
　──，脳内出血　88
下側頭溝　4
下側頭葉　82
下頭頂小葉　4, 76
感覚野　54
環境依存症候群　70
感情易変容　67
冠状断　11, 49
観念運動失行　74
観念失行　74, 123
緩和　13

き

記憶依存行動　70
機能的MRI　19
ギャンブリング課題　71
嗅周野　82
弓状束　120
急性硬膜外血腫　126
急性硬膜下血腫　126
嗅内野　82
橋　49
境界領域梗塞　105
橋出血　92
強迫的音読　70
強迫的言語応答　70
強迫的行動　69
筋萎縮性側索硬化症（ALS）　146
筋硬直　106

く・け

くも膜下出血　110
計算能力障害　76
痙縮　67
血管内血栓除去術　98
血管攣縮　113
血栓溶解療法　98
楔部　4
ゲルストマン症候群　76, 122
ケルニッヒ徴候　110
言語野　60
原発性脳腫瘍　132

こ

後下小脳動脈（PICA）　26, 53
高吸収域（HDA）　9
後交通動脈　50
高次脳機能障害　120
高信号域　13
構成失行　76
交代性片麻痺　117
後大脳動脈（PCA）　50
後大脳動脈梗塞　51, 104
巧緻動作　67
後頭側頭溝　4
後頭葉　50, 77
後脈絡叢動脈　53

さ

作業記憶　68
撮影断面　11
三角部　71

し

視覚失認　78
視覚性運動失調　79
視覚性錯覚　77
視覚性注視障害　79
視覚連合野　77
色覚障害　82
磁気共鳴画像（MRI）　13

色彩呼称障害 78
色彩失認 78
磁石歩行 67
視床 53, 85, 91
歯状核赤核淡蒼球ルイ体萎縮症（DRPLA） 145
視床下部 85
視床結節動脈 53
視床膝状体動脈 53
視床出血 92
矢状断 11, 49
視床痛 93
肢節運動失行 73
視知覚障害 78
膝下野 72
室間孔 32
失語症 120
失書 75
失名詞失語 81
支配血管 50
シャイ–ドレーガー症候群（SDS） 145
シャント 111
出血性梗塞 108
純粋語聾 81
純粋失読 79
上衣腫 133
松果体腫瘍 136
松果体のレベル 33
上小脳動脈（SCA） 26, 53
上前頭回 4
上前頭溝 3
上側頭回 4
上側頭溝 4
情動 83
上頭頂小葉 4, 73
小脳出血 93
小脳のレベル 26
シルビウス溝 3
神経膠芽腫 132
神経膠腫 132
神経難病 144
心原性脳塞栓症 108
進行性核上性麻痺（PSP） 147

す

髄液 114
髄芽腫 133
遂行機能 69
錐体路 59
水頭症 114, 136
水平断 11, 24
髄膜腫 136
ストループ課題 69

せ

星細胞腫 133
正常圧水頭症（NPH） 111
正常像
　——, CT 45
　——, FLAIR 画像 48
　——, T1 強調画像 46
　——, T2 強調画像 47
精神性注視麻痺 79
ぜいたく灌流 97
脊髄小脳変性症（SCD） 144
舌状回 4
前額断 11, 49
前下小脳動脈（AICA） 26, 53
前向性健忘 72
前交通動脈 50
前交連のレベル 31
全失語 120
線条体黒質変性症（SND） 145
染色体のように見えるレベル 35
全身性エリテマトーデス（SLE） 151
前帯状回 72
前大脳動脈（ACA） 50
前大脳動脈梗塞 51, 101
選択的注意集中力 75
穿通枝動脈血栓症 106
前頭枝の梗塞 102
前頭前野 68
前頭側頭型認知症（FTD） 141
前頭葉 50, 66
前脈絡叢動脈梗塞 107

そ

早期脳梗塞CT所見 96
相貌失認 78, 82
側頭枝の梗塞 103
側頭葉 34, 50
側頭葉極 83
側副溝 4
組織型プラスミノゲンアクチベータ 98

た

体軸断 11, 24
帯状回 4, 72
帯状溝 4, 38
　——のレベル 38, 54
帯状溝辺縁枝 4, 54
体性感覚野 73
対側損傷 129
大脳鎌 3
大脳縦裂 3
高さ不明のレベル 37
多系統萎縮症（MSA） 145
多発性硬化症（MS） 144
ダビデの星のレベル 29

ち

地誌的記憶障害 79, 82
着衣失行 75
中心溝 3
　——が大脳縦裂まで達するレベル 39
　——が中央で見えないレベル 38
中心後回 3
中心後溝 3
中心前回 3
中心前回下部皮質下 71
中心前溝 3
中前頭回 4
中側頭回 4
中大脳動脈（MCA） 50
中大脳動脈梗塞 51, 101

中脳のレベル　30
聴覚失認　81
聴覚連合野　81
鳥距溝　4, 77
聴神経鞘腫　136
超皮質性運動失語（TCM）　67, 122
超皮質性感覚失語（TCS）　122
聴放線　32, 61
直撃損傷　129
地理的方向定位障害　75, 79
治療可能な認知症　127

つ・て

椎骨動脈　53
椎骨・脳底動脈　53
低吸収域（LDA）　9
低信号域　14
転移性脳腫瘍　134
伝導失語　120

と

島回　84
等吸収域（ISA）　9
道具の強迫的使用　68
同時失認　75, 78
頭頂間溝　4, 62
頭頂後頭溝　4, 77
頭頂枝の梗塞　103
頭頂葉　34, 50, 62
道徳的行動障害　71
頭部外傷　126
同名半盲　77

な・に

内頸動脈　10, 50
内頸動脈梗塞　104
内側縦束症候群（MLF）　144
ナイダス　115
内包　91
尿失禁　72
認知症　140

の

脳　2
脳アミロイドアンギオパチー
　（CAA）　152
脳回　3
脳血管性認知症（VaD）　141
脳溝　3
脳梗塞　96
脳挫傷　128
脳磁図（MEG）　21
脳腫瘍　132
脳底動脈　53
脳動静脈奇形（AVM）　115
脳動脈瘤クリッピング術　111
脳内出血　88
脳膿瘍　150
脳梁　84
脳梁体部のレベル　35
脳梁膨大　34
　──と体部の中間　35
　──のレベル　34
脳梁離断症状　84

は

パーキンソン病　146
把握反射　67
発語失行　71, 122
ハの字のレベル　36
バリント症候群　79
反響言語　70
反響的行為　70
半側空間無視　75
半側無視　75, 124
半卵円中心のレベル　37

ひ

被殻　84, 91
被殻出血　92
皮質下出血　94
皮質盲　79
尾状核　84, 91
左聴覚連合野　81

左半球損傷　120, 122, 123
びまん性軸索損傷　130
病態失認　75, 124
病的把握現象　67

ふ

物体失認　78
ブルジンスキー徴候　110
ブローカ失語　71, 92, 120
ブローカ野　60
ブロードマンの脳地図　4, 40
ブロードマン領野　5, 40
分枝粥腫型梗塞（BAD）　106
分水領梗塞　105

へ

ヘシュル回　62, 81
ヘリカルCT　9
弁蓋部　71
ペンタゴンのレベル　28
扁桃体　83
ペンフィールド　58

ほ

放射性同位元素　19
紡錘状回　4, 82
紡錘状回顔領域（FFA）　83
傍正中視床動脈　53
放線冠　35
乏突起膠腫　133
補完現象　70
補足運動野　67
ホルネル症候群　25

ま

マシャド-ジョセフ病（MJD）　145
街並失認　78
慢性硬膜下血腫　126
慢性硬膜下水腫　128

み

味覚皮質 73
右聴覚連合野 81
右半球損傷 124
道順障害 75, 79
ミラード-グブラー症候群 118

む

無言 67
無症候性脳梗塞 106
無動 67

も

モナコフ症候群 107
模倣行動 70
もやもや病 116
モンロー孔 32
　　── のレベル 32

ら・り

ラクナ型脳梗塞 106
ラクナ梗塞 106
流暢性失語 71
リング状造影効果 133, 150

る・れ・ろ

ルシュカ孔 26
レビー小体型認知症（DLB） 140
レルミット徴候 144
ローランド溝 3

わ

ワレンベルグ症候群 25

欧文・数字

数字

一次視覚野 77
一次聴覚中枢 81

A

ACA（anterior cerebral artery；前大脳動脈） 50
ACA 梗塞 101
acoustic radiation 32
acoustic schwannoma 136
acute epidural hematoma 126
acute subdural hematoma 126
AD（Alzheimer type dementia；アルツハイマー型認知症） 140
AICA（anterior inferior cerebellar artery） 26
akinesia 67
ALS（amyotrophic lateral sclerosis；筋萎縮性側索硬化症） 146
amygdala 83
anosognosia 75, 124
anterior choroidal artery 107
Anton-Babinski syndrome 79
apraxia of speech 71, 122
astrocytoma 133
asymptomatic cerebral infarction 106
atheromatous cerebral thrombosis 101
auditory agnosia 82
AVM（arteriovenous malformation；脳動静脈奇形） 115
axial 断 11, 24

B

BAD（branch atheromatous disease；分枝粥腫型梗塞） 106
Balint's syndrome 79
BIT（behavioural inattention test） 75

brain abscess 150
Broca aphasia 120
Broca area 60

C

CAA（cerebral amyloid angiopathy；脳アミロイドアンギオパチー） 152
caudate nucleus 84
central knob 38, 57
　　── の見えるレベル 38
central sulcus 3
cerebellar hemorrhage 93
cerebral contusion 128
chronic subdural hematoma 126
circle of Willis 28
color agnosia 78
conduction aphasia 120
contrecoup injury 129
coronal 断 11, 49
corpus callosum 84
cortical blindness 79
coup injury 129
CT（computed tomography） 8, 13

D

Dawson's finger 144
diffuse axonal injury 130
disconnection syndrome 84
DLB（dementia with Lewy Bodies；レビー小体型認知症） 140
dressing apraxia 75
DRPLA（dentatorubral-pallidoluysian atrophy；歯状核赤核淡蒼球ルイ体萎縮症） 145
DWI（diffusion weighted image；拡散強調画像） 15

E

early CT signs 96
echopraxia 69
emotional impersistence 67

ependymoma 133
executive function 69

F

FFA（fusiform face area；紡錘状回顔
　　領域）82
FLAIR 画像 14
fMRI 19
foramen of Luschka 26
frontal 断 11, 49
FTD（frontotemporal dementia；前頭
　　側頭型認知症）141
functional MRI 19

G

gambling task 71
Gerstmann syndrome 76, 122
glioblastoma 132
glioma 132
global aphasia 120
gyrus 3

H

HDA（high density area；高吸収域）
　　　　　　　　　　　　　　9
hemineglect 75, 124
Heschl's gyri 62, 81
horizontal 断 11, 24
Horner syndrome 25
hummingbird appearance 147
hypothalamus 85

I

IDA（iso density area；等吸収域）9
ideational apraxia 74, 123
ideomotor apraxia 74
imitation behavior 70
insular gyrus 84

L

lacunar stroke 106
lacunar type cerebral infarction
　　　　　　　　　　　　106
lateral sulcus 3
LDA（low density area；低吸収域）9
Lhermitte sign 144
limb-kinetic apraxia 73
luxury perfusion 97

M

magnetic gait 67
malignant lymphoma 134
MCA（middle cerebral artery；中大
　　脳動脈）50
MCA 梗塞 101
medulloblastoma 133
MEG（magnetoencephalogram）21
metastatic brain tumor 134
Millard-Gubler syndrome 118
MJD（Machado-Joseph disease；マ
　　シャドージョセフ病）145
MLF（medial longitudinal fasciculus
　　syndrome；内側縦束症候群）144
Monakow syndrome 107
Monro foramen 32
motor hemineglect 67
motor impersistence 67
moyamoya disease 116
MRI（magnetic resonance imaging；
　　磁気共鳴画像）13
MS（multiple sclerosis；多発性硬化症）
　　　　　　　　　　　　144
MSA（multiple system atrophy；多系
　　統萎縮症）145
mute 67

N

nidus 115
NMR（nuclear magnetic resonance；
　　核磁気共鳴）13
NPH（normal pressure
　　hydrocephalus；正常圧水頭症）111

O

object agnosia 78
oggy effect 97
oligodendroglioma 133
OML（orbito-meatal line）11
OPCA（olivopontocerebellar atrophy；
　　オリーブ橋小脳変性症）145
ovoid lesion 144

P

paramedian thalamic artery 53
Parkinson disease 146
PCA（posterior cerebral artery；後大
　　脳動脈）50
PICA（posterior inferior cerebellar
　　artery）26
picture agnosia 78
pineal tumor 136
pontine hemorrhage 92
posterior choroidal artery 53
prosopagnosia 78
PSP（progressive supranuclear
　　palsy；進行性核上性麻痺）147
pure alexia 79
pure word deafness 81
putamen 84
putaminal hemorrhage 92

R

relaxation 13
rigidity 106
ring enhancement 133, 150
RI（radoioisotope）19
Roland sulcus 3

S

sagittal 断 11, 49

SCA（superior cerebellar artery；上小脳動脈） 26
SCD（spinocerebellar degeneration；脊髄小脳変性症） 144
SDS（Shy-Drager syndrome；シャイ－ドレーガー症候群） 145
selective attention 75
SLE（systemic lupus erythematosus；全身性エリテマトーデス） 151
SND（striatonigral degeneration；線条体黒質変性症） 145
SPECT（single photon emission computed tomography） 19
Stroop task 69
subarachnoid hemorrhage 110
subcortical hemorrhage 94
sulcus 3
Sylvius sulcus 3

T

t-PA 98

T1 black hole 144
T1 強調画像 13, 14
T2 強調画像 13, 14
T2*強調画像 16, 90
TCM（transcortical motor aphasia；超皮質性運動失語） 67, 122
TCS（transcortical sensory aphasia；超皮質性感覚失語） 122
thalamic hemorrhage 92
thalamogeniculate artery 53
thalamus 85
topographical memory-loss 78
tractography 21
traumatic subarachnoid hemorrhage 128
treatable dementia 127
tuberothalamic artery 53

U・V

Uhthoff sign 144

USN（unilateral spatial neglect；半側空間無視） 75, 124
VaD（vascular dementia；脳血管性認知症） 141

W・X

Wallenberg syndrome 25
watershed infarction 105
WCST（Wisconsin card sorting test） 69
Weber syndrome 118
Wernicke aphasia 81, 120
Wernicke area 60
WL（window level；ウィンドウレベル） 9
WW（window width；ウィンドウ幅） 9
working memory 68
X線写真 8